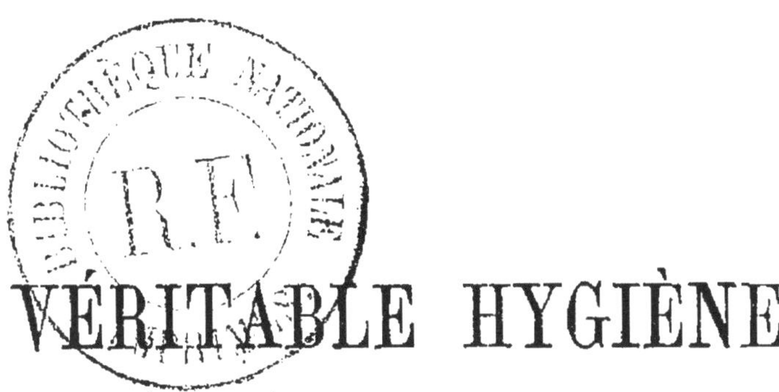

VÉRITABLE HYGIÈNE

DES

CHEVEUX ET DU CUIR CHEVELU

OUVRAGES DU MÊME AUTEUR

—

1º **Guide pratique**, pour traiter et guérir soi-
même (sans mercure, copahu ni cubèbe), les
maladies vénériennes ou contagieuses. Prix.. 2 fr. »

2º **Véritable hygiène** des cheveux et du cuir
chevelu, ou méthode et spécifiques nouveaux
d'une vertu souveraine, soit pour conserver
indéfiniment de beaux cheveux, soit pour en
guérir les diverses maladies ou remédier à
toutes leurs imperfections naturelles, suivie
d'un **précis d'hygiène dentaire**. Prix. 1 fr. »

3º **La vraie Médecine** exposée aux gens du
monde. Prix............................ 1 fr. »

4º **Nouveau Trésor de la santé**, moyen
simple et infaillible de se préserver et de se
guérir soi-même d'une foule de maladies.
Prix................................. » 60 c.

Chez l'auteur, rue Rochechouart, 84, à Paris.

IMPRIMERIE DE L. TOINON ET COMP., A SAINT-GERMAIN EN LAYE.

VÉRITABLE HYGIÈNE

DES

CHEVEUX ET DU CUIR CHEVELU

OU

Méthode et spécifiques nouveaux d'une vertu souveraine,
soit pour conserver indéfiniment de beaux cheveux,
soit pour en guérir les diverses maladies ou remédier à toutes leurs
imperfections naturelles;

SUIVIE D'UN

PRÉCIS D'HYGIÈNE DENTAIRE

PAR

N. L. T. DUMONT

DOCTEUR DE LA FACULTÉ D'IÉNA ET MÉDECIN
DE LA FACULTÉ DE PARIS

PRIX: 1 FRANC

PARIS

CHEZ L'AUTEUR, RUE ROCHECHOUART, 84

ET CHEZ LES LIBRAIRES

1862

AVANT-PROPOS

Motifs philantropiques de ce petit livre sur l'hygiène des cheveux et du cuir chevelu.

Encore un petit livre ! Qu'importe le nombre ou la surface des pages d'un tel volume ? est-ce au poids ou au mètre que se pèse ou se mesure la valeur des œuvres de la science et de l'expérience ?

C'est un petit livre, mais qui traite de grandes choses : de la vie et de la beauté des cheveux, et, à cette occasion, de tout ce qui touche de très-près à plusieurs autres interêts fort. essentiels de la santé privée et publique.

C'est un petit livre : tant mieux ! si, pour le but qu'il poursuit et pour les éminents services qu'il veut rendre, si, au rebours des plus gros livres, notre petit livre ne dit juste que ce qu'il faut, et s'il dit tout ce qu'il est seulement bon et très-utile de savoir.

Quel prix attacher au surplus? et qui voudrait lire des ouvrages de grande science et de longue haleine, composés sur la même matière que celle dont s'occupe notre petit livre?

Si, au contraire, ce petit livre, en passant sans peine de main en main, y laisse plus d'un souvenir de ses enseignements, de ses conseils et de ses moyens préservateurs, personne n'aura à se plaindre de sa bonne fortune; et nous-même nous n'aurons qu'à nous féliciter d'en avoir été l'heureux instrument.

Non-seulement il en coûtera peu, il y aura toute satisfaction à lire notre petit livre sur l'hygiène des cheveux et du cuir chevelu. Plein d'idées neuves pour les lecteurs étrangers aux sciences médicales et physiologiques, ces idées charmeront plus d'une fois les esprits soucieux de voir soulevés pour eux quelques-uns des voiles qui cachent à la masse des humains les merveilles les plus intéressantes de leur propre organisme.

Les secrets de cette belle science avaient déjà paru aux anciens Grecs des objets si dignes de toute noble ambition, que, pour en inspirer le goût et le besoin général, leurs Sages avaient fait graver, au fronton d'un de leurs temples célèbres, cette solen-

nelle invitation : *Homme, connais-toi toi-même.*
Évidemment la question morale tenait ici sa grande
place ; mais la vie organique était également un trop
grand bien, pour n'avoir pas eu sa bonne part dans
les soucis propres à en sauvegarder la parfaite intégrité et le vrai bien-être : quoi qu'il en soit, la double leçon est excellente, et tout le monde a quelque
chose à gagner à en bien profiter.

Non, ce n'est aucune gloriole d'auteur, ni la manie de faire un petit livre de plus, qui nous a remis
la plume en main.

Nos inspirations sont venues de plus haut. Témoin mille fois, dans notre cabinet de consultations
médicales, de cruelles infirmités qui déshonoraient
les plus belles chevelures, et, toujours surpris d'en
voir les premiers symptômes dérouter, de prime
abord, le diagnostic de toute pratique ordinaire, il
y avait là pour nous, sans doute, un suprême avertissement de tenir compte de pareils phénomènes ;
mais, après avoir surpris la vraie cause de semblables maux, et en avoir trouvé le remède, quelle devait être notre plus soudaine pensée et notre plus
vif entraînement ? n'était-ce pas de vulgariser nos
découvertes, et par là de préparer, au plus grand
nombre, les moyens, ou d'échapper eux-mêmes à
des séductions et à des déceptions très-communes,
ou de se délivrer bientôt de leurs afflictions avec un
souverain succès.

Voyez-vous, par exemple, ces cheveux, ou cette barbe, ou ces sourcils et ces cils, ou ce cuir chevelu passés à un état pitoyable ? voyez-vous l'émail de ces belles dents se noircir, et les dents elles-mêmes tomber en pièces et en morceaux ? Voyez-vous ces visages pâles, amaigris, au teint plombé, et parfois tout creusés par telle ou telle affection cutanée des plus décourageantes ? Qu'est-ce donc que ces décompositions organiques ou musculaires, bien moins rares qu'on ne le pense ? et, pour y remédier, doit-il suffire d'appliquer au dehors les traitements même les plus autorisés par la science ? neuf fois sur dix, on y perdra son temps. Et pourquoi ? parce que la vraie cause des ruines de ces cheveux, de ces joues, est ailleurs que dans l'épiderme de la peau ; parce que cette cause funeste se cache et roule dans le torrent de la circulation, qu'elle en gâte la masse, et que chacune des molécules qu'elle en distrait et qu'elle pousse dans l'organisme n'y apporte plus que des éléments de destruction et de désolation.

Eh bien, quel est le dangereux principe d'aussi terribles accidents ? car ces accidents ont leur cause ; ses victimes la portent dans leur sein, et elle y est, elle y travaille avec toutes les puissances occultes de sa nature meurtrière.

Dans les désordres organiques que je viens de signaler, les coupables, les seuls coupables, c'étaient les *cosmétiques*.

Les cosmétiques ? dira-t-on ; oui, les cosmétiques, ces favoris des boudoirs, et qui, là comme ailleurs, pour être d'un usage si caressé et si universel, ne sont pas moins, de notre temps, un des plus redoutables fléaux de la santé publique.

Nous ne hasardons pas à la légère une accusation de cette importance ; ici, à part les faits de notre propre pratique, notre voix n'est qu'un modeste écho de tant d'autres voix qui, au nom de la science et d'une expérience consommée, ont, à tout propos, mis au grand jour les preuves flagrantes des perfides combinaisons des cosmétiques. (Voir notre chapitre VI.)

Malheureusement les avertissements de ces hommes d'autorité sont ensevelis dans des *dictionnaires,* dans des *traités spéciaux,* dans des *mémoires,* faits pour l'Académie de médecine ou pour le Conseil de salubrité publique, et restent dès lors comme non avenus pour le commun des lecteurs.

Or, venir en aide à ces déshérités de la grande science, et par des conseils à leur portée, sur tels ou tels funestes usages de leur toilette, sauvegarder les plus chers intérêts de leur santé, c'était là, pour nous, combler une lacune dans l'instruction populaire, et faire plus qu'un petit livre, mais encore une bonne œuvre.

Comme il fallait nous borner, et parce que, dans l'emploi des cosmétiques, ce sont les cheveux et le cuir chevelu qui ont le plus à souffrir, nous traitons avec détail tout ce qui se rapporte au système pileux, apprenant ainsi aux moins instruits la valeur de ces merveilleux organes, les soins qu'ils réclament, les diverses affections qui les menacent, enfin l'hygiène et les traitements les plus salutaires qui leur conviennent.

I

PRÉCIEUX AVANTAGES DES CHEVEUX.

Que n'a-t-on pas dit des cheveux? et pour qui une belle chevelure n'a-t-elle pas toujours été un des dons les plus signalés de la nature? Partout les cheveux ont été l'objet d'une estime et d'une admiration enthousiastes. Poëtes, artistes, historiens, physiologistes et praticiens, tous, cédant à des sympathies aussi populaires qu'universelles, ont applaudi au culte des beaux cheveux, et ont employé les plus délicates inspirations de leur génie ou de leur expérience à en propager les plus sages et les plus utiles habitudes.

En vain les siècles ont marché, les nations se sont éteintes, et des modes à l'infini se sont succédé; une belle chevelure chez les peuples nouveaux, comme chez les anciens, garde toujours tout l'empire de ses plus glorieux priviléges. Ce n'est pas sans raison. Que de noblesse et que de dignité cette belle chevelure ne dépose-t-elle pas sur le front de

l'homme, et que de grâces, que de beauté n'ajoute-
t-elle pas aux autres charmes de la grande dame
du monde ! Otez, soit à cet homme, dont la seule
présence semble magnétiser tout ce qui l'approche,
soit à cette femme, dont la seule vue enlève tous les
applaudissements, ôtez-leur les richesses, la forme,
la couleur de leur chevelure princière, et, à l'instant,
tous les prestiges de leur puissance magique tombent, et ce qui reste à cet homme et à cette femme ne
suffit plus pour commander des hommages sans réserve, qui ne se prodiguent qu'à des perfections
complètes. Tenons donc une belle chevelure pour
un trésor sans prix, et plaignons leurs favoris d'en
sacrifier trop souvent les incomparables bienfaits.

Sans raisonner les conditions naturelles ou artistiques qui font les chevelures d'élite, le public ne
s'y trompe pas; pour lui, à vue d'œil, il y a là des
cheveux de choix, de beaux cheveux, ou il n'y en a
pas. Plus d'un auteur n'a pas moins essayé de résu-
mer, à sa manière, le sentiment de tout le monde ;
et voici comme un ancien praticien, Guyon, dans
son *Miroir de la beauté*, parle des cheveux : « Sur
» le devant principalement doivent estre crépus et
» frisez de médiocre longueur aux hommes ; et aux
» filles et femmes, longs, copieux, de couleur blonde
» comme l'or ; ondez et reluisants. » Peut-être
était-ce là le bilan exact des caractères qui constituaient, dans le XVIIᵉ siècle, la grande beauté des
cheveux. En y regardant de près, on serait, aujour-

d'hui même, vite d'accord sur les qualités de fond.
Il y aurait peu à changer. Toutes, ou presque toutes
ces qualités ont toujours pour nous la valeur qu'elles
avaient, il y a deux ou vingt siècles. La chevelure
feminine surtout n'a jamais été belle qu'à la condi-
tion d'être longue et abondante ; de retomber en
ondes molles et soyeuses ; d'avoir de la finesse, de
l'éclat, et certaines couleurs plus ou moins privilé-
giées. Pour nous encore, la frisure naturelle a tout
le charme que les anciens lui accordaient ; et nous
serions tentés d'imiter Sénèque qui comparait Hip-
polyte à Apollon, à cause seulement de sa chevelure
bouclée.

Mais une belle chevelure, accomplie de tout points,
est, comme le Phénix de Juvenal, une faveur bien
rare, *rara avis ;* et que de fois, par des révélations
sans pitié, la psyché de la femme coquette, et le petit
miroir de la jeune fleuriste, troubleraient les regards
qui viennent les interroger, et y jetteraient des dé-
couragements inexprimables, si, pour se consoler
des cruels caprices du sort, on ne songeait aux panacées de la chimie et de la parfumerie. Hélas, on
ne se doute pas qu'en pareil cas, demander, sans
choix, sans prudence, telles réparations à des éléments inconnus, c'est, à coup sûr, livrer ses cheveux et toute sa tête à des ennemis d'une nature
extrêmement perfide, et se rouler de Charybde en
Scylla.

Honneur aux cheveux qui portent avec eux les

principes de leur haute et souveraine distinction ! Les soins réguliers d'une hygiène bien entendue en sauvegarderont, sans peine, les précieuses qualités. Quant aux autres cheveux moins parfaits, leurs défauts ne sont pas sans remèdes : au chapitre VII, nous en ferons les meilleures preuves.

Pour se recommander et pour mériter les plus justes éloges, les cheveux, ce semble, n'ont donc besoin que d'être une des conditions absolues de la vraie beauté : mais ils ont bien d'autres titres à nos sympathies et à nos plus sérieuses sollicitudes. Ne tiennent-ils pas une place très-remarquable parmi les organes les plus essentiels à la santé de l'homme et à son bien-être ! De tous les vêtements, ne sont-ils pas le plus chaud, le plus épais et le plus gracieux? que ces cheveux disparaissent et que la tête nue reste exposée aux intempéries, ce ne sera plus aucune coiffure artificielle, essentiellement mobile, et jamais adéquate, qui la préservera suffisamment de tous les accidents. Dans cette extrémité, le cuir chevelu, soumis aux inconvénients des variations atmosphériques, devient le siége de divers états morbifiques qui peuvent produire le rhumatisme des muscles, ou le catarrhe des muqueuses voisines, ou vingt autres infirmités aussi incommodes.

La coupe d'une longue barbe cause souvent, avec facilité, des coryzas et des odontalgies, etc.

A tout propos, une lumière solaire trop vive, la poussière, les insectes, etc. blesseraient la sensibilité de notre œil, si les cils qui l'entourent, ne le défendaient avec des clignements toujours aussi prompts que constants.

La couleur même des sourcils etdes cils, qui pâlissent dans les pays peu éclairés et se foncent dans les climats brûlants, est un moyen de protection si efficace contre les rayons lumineux, que, sans l'action physiologique de ces sourcils et de ces cils, il en résulte des ophthalmies très-rebelles.

Si enfin l'on scrute le système pileux plus à fond ; si l'on veut se rendre compte des fonctions des cheveux dans tout l'organisme humain, c'est alors qu'il y a mille raisons de se faire une haute idée de l'importance de ces cheveux. Ce grave et si intéressant sujet valait les développements d'un chapitre spécial qu'on trouvera plus bas (chapitre IV).

Mais qui se préoccupe de sa chevelure, au point de vue de la santé ? nul n'y songe ; il n'y a partout, quant à l'hygiène des cheveux, que des habitudes d'une insouciance inexcusable. On s'explique d'autant moins les entraînements de ce pernicieux exemple, qu'en s'étudiant soi-même, personne ne peut plus ignorer ni les rapports intimes qui existent entre l'homme et ses cheveux, ni les devoirs que doit nous imposer la loi de ces rapports.

Nos cheveux, en effet, ne croissent-ils pas ou ne végètent-ils pas avec l'homme ? ne blanchissent-ils pas et ne tombent-ils pas lors de son déclin ? et ne sont-ce pas là des images toujours parlantes de la

force et du dépérissement, de la santé et des maladies qui se partagent les joies ou les souffrances de
la vie de l'homme, dans son corps comme dans son
âme? Attentifs aux conséquences de ces phénomènes naturels, et persuadés que le bien-être de
tout individu dépend très-souvent du bon ou du
mauvais état de ses cheveux, le médecin et le physiologiste n'ont jamais perdu l'occasion d'appeler
l'attention des indifférents sur un point capital qui
tient de si près à leurs plus chers intérêts.

II

COUTUMES DES PEUPLES RELATIVEMENT A LEUR CHEVELURE.

La chevelure, dans l'antiquité, à toujours été considérée comme un des plus sublimes apanages de l'espèce humaine.

Les mythologues, allant plus loin, ont vu, dans l'ampleur de la chevelure, un des attributs même de la divinité. Si l'on demandait à Phidias où il s'était inspiré pour accomplir la statue de son Jupiter Olympien? Dans Homère, répondait-il ; et, en effet, l'œuvre du statuaire étant l'expression artistique de l'idée du poëte, on comprenait cette terrible chevelure dont un seul mouvement, au dire d'Homère, faisait trembler tout l'Olympe.

L'art, l'hygiène et les mœurs nationales avaient eu, sans doute, leur bonne part dans les idées que les anciens s'étaient faites de la chevelure ; mais la poésie des préjugés religieux, si familiers aux peuples naïfs des premiers âges, les avait portés, plus que le reste, à attacher à leurs cheveux une grande valeur symbolique.

Pour la plupart des peuples de ces temps reculés, l'homme n'avait reçu des dieux sa chevelure, que comme une marque de noblesse et d'honneur dont il ne devait jamais se dépouiller, sous peine d'être accusé de faiblesse ou entaché d'ignominie. De là tant de coutumes pour exprimer le respect ou le sentiment d'une semblable croyance.

La Gaule, dit M. Casenave, offre un parfait exemple de ce culte si longtemps cher à la France. Il était aussi en vogue chez les Bretons, chez les Liguriens, chez les Gètes, chez les Celtibériens et chez les Thraces ; on le retrouve également, dans le haut Orient, chez les Parthes, les Perses et les Indiens.

A Rome et à Athènes, plus qu'ailleurs, la chevelure était un sujet de très-sérieuses préoccupations, et rien n'y était plus respecté et plus dominant que les traditions qui faisaient de la chevelure un symbole de puissance, de dignité, de distinction et de liberté.

Conséquents avec leur foi, les Romains, pendant les siècles de leurs mœurs simples et de leurs vertus républicaines, portèrent toujours de longs cheveux. Selon Tite-Live, le grand Scipion, allant à la rencontre de Massinissa, n'avait pour principal ornement que sa chevelure abandonnée aux zéphirs. Trajan, l'un des meilleurs Césars, était aussi célèbre par la beauté majestueuse de ses cheveux, que par l'excellence de ses autres qualités. Mais, un jour, en perdant l'austérité de ses mœurs primitives pour devenir semblable aux nations efféminées qu'il avait vaincues, le peuple-roi perdit, en toutes choses, ses croyances et ses plus nobles habitudes ; et alors, au dire de Pline, on vit les tondeurs et les parfumeurs siciliens envahir la ville éternelle.

Presque tous les grands noms de la Grèce emportent avec eux l'idée d'une chevelure héroïque. Que serait-ce, pour nos souvenirs artistiques, que Hercule sans ses cheveux épais et crépus ? et que Polyphème sans les poils hérissés sur son front ? Achille, qui était presque dieu par tant de qualités audacieuses, est toujours dépeint avec une chevelure abondante et terrible. S'il va au-devant de l'ennemi, le vent agite ses cheveux, les soulève en boucles superbes et semble entourer la tête du héros d'une couronne céleste.

Les Spartiates se peignaient, au moment du combat, pour se présenter convenablement chez les morts. Hérodote raconte que les trois cents qui gardaient les Thermopyles consacrèrent à ce soin les dernières heures qui précédèrent leur lutte immortelle contre l'armée des Perses.

Chez les Grecs, comme chez les Romains, le fer ne touchait jamais la chevelure des enfants. On la regardait comme une robe d'innocence dont rien ne devait ternir la virginité.

Quand, devenus adultes, les enfants prenaient la

robe virile, on leur coupait les cheveux, comme si, avec eux, devaient disparaître sans retour cette auréole de sainteté qui entoure l'enfance, et aussi ces douces années de calme et d'innocence que l'homme ne doit plus retrouver.

A Athènes, où ces fêtes avaient un grand éclat, les adolescents vouaient leurs cheveux à Apollon. A Rome, il y avait, au témoignage de Festus Pompéius, un arbre appelé *Capillata*, le chevelu, aux rameaux duquel les jeunes gens, revêtus de la robe virile, suspendaient leurs chevelures ainsi consacrées.

Ces superstitions ingénues démontrent au moins quelle valeur les anciens attachaient à la chevelure, puisqu'ils la regardaient comme une chose digne des dieux.

Nous-mêmes, en maintes circonstances, et sans être la dupe des idées rêveuses des anciens, nous ne sommes pas indifférents aux émotions qui peuvent nous revenir de la chevelure. L'offrande d'une mèche de cheveux n'est-elle pas pour nous une précieuse promesse de fidélité et de bon souvenir? Et encore, quel prix n'attachons-nous pas à quelques brins de cheveux coupés après la mort d'une personne bien-aimée?

Les peuples du Nord, comme ceux du Midi, faisaient le plus grand cas de leurs cheveux. Issus des races germaniques, les fondateurs de la monarchie française n'avaient pas d'autre couronne que leur chevelure. Nos premiers rois étaient des rois *cheve-*

lus, et cette distinction devenant un des principaux attributs de la noblesse et de la liberté, la longue chevelure fut l'apanage des hommes de haute race et plus tard un ornement dont on ne pouvait plus se passer, même dans la bourgeoisie.

L'idée de puissance souveraine attachée à une longue chevelure était telle, au temps des Mérovingiens, que, pour déposer un de leurs rois et lui faire perdre tout droit à sa couronne, il suffisait de le raser. C'est ainsi que finit la première race de nos rois, dans la personne de Childéric III et dans celle de son fils.

Cette tradition symbolique, par rapport à la chevelure, se conserva chez nous jusqu'à François Ier, qui, ayant été blessé à la tête, se fit tondre en gardant la barbe longue, et donna ainsi à la cour et à la ville un double exemple qu'il était de bon ton d'imiter.

Sous Louis XIII, autant par raison hygiénique que par mode, on adopta les perruques, qui, sous Louis XIV, devinrent d'une dimension extraordinaire; on y ajouta, sous Louis XV, la poudre et la queue, coutume qui dura jusqu'à la fin du dernier siècle. Alors vinrent les chevelures à la Titus et les mille coiffures successives de notre temps.

Quelques peuples seulement, parmi les anciens, parurent assez peu soucieux de leurs cheveux. Entre autres, on cite les Mèdes et les Assyriens qui, sans couper leur chevelure, l'ensevelissaient sous des tiares prodigieuses. L'histoire garde un souvenir plus pénible de l'usage des Hiberniens. Ces barbares ne laissaient-ils pas croître leurs longs cheveux pour s'en servir à essuyer leurs mains salies par la chair crue et le sang de leurs dégoûtants repas?

Avec des idées comme celles que l'antiquité s'était faite des qualités symboliques de la chevelure, l'alopécie, ou la perte partielle de ses cheveux, ne pouvait plus être qu'une calamité, qu'une sorte même d'anathème vouant ses victimes à toutes les humiliations.

Aussi, chez les anciens, malheur aux têtes chauves ! Partout on leur prodiguait les railleries et les outrages les plus sanglants.

Les historiens et les poëtes fourmillent de souvenirs et de traits acérés de cette implacable antipathie. Qui ne connaît l'apostrophe de Nason :

« Honteux est le troupeau mutilé ; honteux est le » champ sans gazon, la futaie sans feuillages, la tête » sans cheveux ! »

Véritable infirmité, l'alopécie a empoisonné la vie des hommes les plus marquants de l'antiquité. César était chauve, et si honteux de ce déshonneur, dit Suétone, qu'il ramenait d'arrière en avant ses cheveux pour le cacher. Domitien souffrait tellement de la calvitie dont il était affecté, qu'il regardait et punissait, comme sienne, toute insulte faite à un homme chauve. Agatocle, tyran de Sicile, se couvrait la tête de couronnes de myrthe, pour voiler l'alopécie qui le déshonorait. Un jour, pour insulter publiquement et sans mesure à la calvitie de Tibérius César, le préteur Séjan , devant faire porter les faisceaux devant ce personnage, ne trouva rien de plus offensant que de les confier à des enfants qu'on avait rasés.

De pareils préjugés expliquent l'usage des Grecs et des Romains de tondre leurs esclaves. Dans l'enivrement fanatique de leur orgueil, les Romains ont même osé infliger cet affront à plusieurs peuples qu'ils avaient vaincus ; et les Bretons, les Gaulois et les Liguriens ont dû porter ce signe de leur défaite et de leur servitude.

Sans rien partager des idées superstitieuses des autres peuples, les Hébreux attachèrent aussi à la chevelure une valeur symbolique qu'il importe de noter. Dans leurs saintes écritures, la perte des cheveux est représentée comme un des plus grands malheurs qui puissent frapper l'espèce humaine. Elle y apparaît comme une menace du ciel. Dieu l'inflige au roi d'Assyrie comme un opprobre. Isaïe la prédit aux Moabites comme une punition terrible. Ezéchiel l'appelle comme une malédiction sur les Syriens. Si Élysée, ce prophète si connu en Israël, est poursuivi par de jeunes insolents qui le raillent de sa tête chauve, à l'instant, des bêtes féroces accourent d'une forêt voisine et dévorent tous les sacriléges insulteurs de l'homme de Dieu.

Cependant, en certains cas, et par exception en

faveur de quelques personnages illustres, l'antiquité a fait trève aux rigueurs de ses préventions et n'a plus vu, dans l'alopécie de ces nobles affligés, qu'un des attributs de la sagesse et du génie. Socrate, Esculape, Ulysse et le brillant orateur Isocrate, étaient tous chauves, et ne furent pas moins honorés comme des hommes très-intelligents et estimables par excellence.

La calvitie jouait même un rôle assez remarquable dans la mythologie païenne. L'*Occasion*, cette déesse qui ne s'arrêtait jamais, était chauve par derrière, pour faire comprendre qu'il fallait en profiter juste à temps, sans quoi, en la laissant passer, on ne pouvait plus la saisir.

La religion et l'hygiène, malgré les vives répugnances des nations européennes, servirent aussi très-souvent à modifier les préjugés des anciens par raport à la chevelure, et la tonsure devint plus ou moins générale chez plusieurs peuples. On l'avait imposée aux Égyptiens ; passant de là dans le haut Orient, les Chinois en masse, et après eux les Musulmans l'ont adoptée. On la retrouve plus tard devenue le privilége des chefs indiens du nouveau monde.

On ne rend pas trop raison du gros et long cylindre chevelu des Chinois. La forte mèche de cheveux que les Musulmans et les Indiens ont conservée s'explique mieux ; chez les premiers, après leur mort, cette mèche sert à Mahomet pour les soutenir ferme sur le pont qui doit les conduire dans le paradis des croyants. Chez les Indiens, elle n'est qu'un signe de dédain pour les ennemis, et qu'un défi porté à leur scalpel, qui coupe la tête des vaincus.

Les Maces avaient la singulière manie de se raser le côté gauche de la tête seulement, et, ce qu'il y a d'aussi étrange, c'est que les peuples du Mexique, à quatre mille lieues et deux mille ans de distance, se paraient de la même manière.

A Rome, la tonsure n'était d'obligation que pour certains offices du culte public. Comme les prêtres d'Isis, les flamines romains étaient assujettis à la tonsure. La vestale, qui se vouait également à de saints devoirs, renonçait à toute idée de grâce et de coquetterie féminines, et elle symbolisait ce sacrifice par la perte de ses cheveux qu'elle coupait sans pitié pour les suspendre aux branches de l'arbre Loto.

Le but et les intentions de semblables usages n'avaient rien de blâmable en soi. On ne peut s'étonner de les voir pratiquer, de temps immémorial, dans les ordres religieux du catholicisme, ainsi que chez les gens d'Église ou toutes personnes consacrées aux œuvres pies. Il suffisait d'ailleurs que jadis les longues chevelures fussent l'orgueilleux privilége des puissants, des nobles et des favoris du siècle, pour que les religieux et les religieuses du christianisme demeurassent étrangers à leurs vanités. Tous, se faisant *serfs* de Dieu, trouvaient juste de porter, sur leur tête, l'humble couronne de leur héroïque dévouement.

Aujourd'hui encore, rien de plus saisissant que l'exemple de ce pieux holocauste donné dans une prise de voile par quelque sœur de charité, quand la novice, agenouillée aux pieds des saints autels, renonçant à toutes les joies de la terre, dit un adieu suprême au monde, exprimé par le bruit des ciseaux sous lesquels tombe la chevelure de cette jeune fille, devenue la servante du Seigneur et des pauvres.

Enfin, dans de grands malheurs privés ou publics, la tonsure devint encore, chez plusieurs nations, un signe de profonde douleur et un symbole de deuil.

Les amours, pleurant la mort du bel Adonis, avaient, selon Théocrite, leurs cheveux coupés. Achille, au pied du bûcher de Patrocle, et en gage de l'immensité de son affliction, se coupe les cheveux et les jette dans les flammes qui consument le corps de son ami.

Alexandre, à la mort d'Éphestion, fait tondre ses mules et ses chevaux, et se rase lui-même les cheveux en témoignage de ses souverains regrets.

Antipater raconte que, quand la Grèce perdit le poëte Alcée, elle prit tout entière le deuil ; chaque citoyen dut alors se raser complétement le derrière de la tête.

Pendant les revers de la première guerre Punique, les patriciens romains s'étaient tous rasés, en signe de calamité publique.

Chez les juifs, mêmes usages. « Les jours de deuil sont arrivés, disait leur prophète Jérémie, coupe ta chevelure, ô Israël, et rejette-là loin de toi. » Job en avait fait autant lorsqu'il apprit la mort de ses enfants.

Plus tard, la tristesse se représentait mieux par une autre allégorie qui consistait à laisser tomber ses cheveux épars sur son visage sillonné de larmes; ou encore, comme le vieux Priam qui, à la mort de son bien-aimé Hector, se souillait les cheveux de poussière. Électre les couvrait de cendres.

Mais que pensaient les anciens de la couleur des cheveux? Un vieux proverbe dit qu'on ne peut pas plus disputer des goûts que des couleurs; on sait pourtant que, dès la plus haute antiquité, la question de supériorité des chevelures blondes ou brunes a donné lieu à un fameux procès qui dure encore. Les deux camps comptent de grandes autorités pour et contre; et, ici ou là, à l'aide de leurs protecteurs respectifs, les chevelures brunes et les chevelures blondes ont eu, tour à tour, les honneurs du triomphe et de la vogue. Les bruyants débats ne sont pas clos pour cela. La blonde chevelure anglaise ou germaine, et la brune chevelure andalouse, gardent donc également toutes leurs chances d'avoir, un jour, la seconde pomme de Pâris.

Cependant, pour être juste, et si l'on écoute la tradition, il semble que le blond doré à dû être autrefois la couleur privilégiée,

Les plus beaux types anciens, Achille, Méléagre, etc., étaient blonds.

Philostrate disait de Memnon qu'il était beau de sa chevelure solaire. Hérodiane comparait Commode à un Dieu, parce que la chevelure de cet empereur lui ceignait la tête comme une auréole d'or.

Bacchus, cet idéal de la beauté antique, avait une chevelure dorée. Le beau Narcisse, favori d'Apollon, était d'un blond pâle et mélancolique.

Orphée représente Circé cette redoutable enchanteresse, avec une chevelure ardente, comme les rayons du soleil. Le blond Phœbus est un type devenu banal. Enfin, Cupidon lui-même est appelé le rutilant par Philostrate.

A Rome, les cheveux blonds étaient également en grande faveur. Messaline, selon Juvénal, cachait ses cheveux noirs sous une perruque fauve, et le fleuve Crathis était très-fréquenté des belles matrones, parce que ses ondes avaient la réputation de jaunir les cheveux.

Voilà pour les chevelures blondes ! voici pour les brunes !

Les Égyptiens et, en général, les races arabes affectaient un grand mépris pour les chevelures blondes, et plus d'un poëte comique de la Grèce semble regarder la couleur de ces chevelures comme un attribut des esclaves.

Quand Aristote ne voit dans le blond qu'un signe de faiblesse, Apulée vante, dans la belle Photis, ses cheveux noirs comme l'ébène. Horace célèbre Lycus aux yeux et aux cheveux noirs. Enfin Salomon, ce roi sage entre tous et grand amateur de beauté, exalte surtout, dans son épouse chérie, sa chevelure noire et brillante comme l'aile du corbeau.

Sans nous hasarder à trancher le nœud gordien de ces avis contradictoires, ne semble-t-il pas que le blond rutilant, si cher aux païens, a gardé presque généralement, parmi nous, la valeur artistique et poétique dont il jouissait anciennement? Les grands peintres italiens du xvie siècle, les Titien, les Géorgione, etc., n'ont peut-être pas peu contribué à remettre à la mode les cheveux fauves. Chose certaine! c'est que les dames vénitiennes, qui n'avaient pas le privilége des chevelures blondes et qui voulaient, à tout prix, donner à leurs cheveux cette teinte si aimée de leurs artistes, employaient à cette coquette métamorphose une foule d'essences. Ce goût devait être, même avant l'exemple vénitien, singulièrement répandu en Europe, si l'on en croit ce qu'en disait un vieux poëte français, maître Guillaume Coquillard :

> A Paris, un tas de béjaunes,
> Lavent trois fois, le jour, leur teste,
> Afin qu'ils ayent les cheveux jaunes.

«Pour être parfaits, disait Jean Liébaut, les cheveux doivent être de couleur blonde comme l'or. » Quand encore les perruques furent à peu près d'un usage général en Europe, les plus estimés de ces postiches étaient ceux qui imitaient le blond cendré. Ce qui prouve assez que la tradition nous avait, jusqu'au dernier siècle, associés aux préférences de l'antiquité. Mais, plus les anciens attachaient d'importance à certaines qualités des cheveux, plus sans doute ils durent s'appliquer à découvrir les arts qui pouvaient le mieux réparer les défauts et les imperfections de la chevelure.

Aussi, à tous les âges, les Orientaux se montrent-ils fort entendus dans les procédés de teindre, de parfumer et d'embellir les cheveux.

C'est, dit-on, Médée, la magicienne, qui aurait trouvé le secret de la première teinture, dont elle se servit si merveilleusement pour rajeunir le père de Jason. Cléopâtre l'égyptienne, était également très-adroite dans les pratiques intimes qui constituaient la science de la toilette. Ses scandaleux succès en répondraient assez. On lui doit une pommade qui a longtemps porté le nom de cette femme célèbre, et qui avait par excellence la vertu de faire repousser les cheveux.

Selon Solinus l'historien, les Indiens, chez qui l'usage de colorer leurs cheveux était très-répandu, y employaient l'ocre et l'azur.

Les femmes juives, au dire de Josèphe, jaunissaient les leurs avec de la poudre d'or. Les Germains, moins difficiles sans doute, se rendaient blonds avec un mélange de suif de chèvres et de cendres de hêtre.

Les Romains, trouvant ces coutumes établies chez les Bretons, les leur empruntèrent, au dire de Properce. C'est ainsi, d'ailleurs, que ces vainqueurs du monde en usèrent toujours avec tous les peuples qu'ils avaient soumis à leur joug. Après avoir dépouillé les vaincus de leurs trésors, ces maîtres en délire se faisaient les esclaves de leurs habitudes les plus efféminées, habitudes qu'on poussa, à Rome, jusqu'à leurs limites les plus exagérées; car un jour, fatigués de jouir, de penser, et presque de vivre, on y vit ces fiers Romains, le front ceint de bandelettes, les cheveux noyés de parfums, se coucher auprès de tables chargées de fleurs, de mets exquis, de vins généreux, et chercher dans l'ivresse l'oubli de leur spleen désespérant.

L'amour des plaisirs et de la coquetterie de la tête n'était pas chose de moindre souci, ni d'un moindre besoin pour les Grecs. Chez eux-mêmes, on commença, dès la plus haute antiquité, à avoir ses parfumeurs et ses tondeurs publics; et à quelles combinaisons fantastiques ces artistes ne furent-ils pas obligés de recourir pour répondre aux caprices toujours renaissants du plus léger des peuples? Ces maîtres réussirent sans doute; car on les a dit très-habiles à disposer les cheveux en édifices quelquefois formidables; ou à les tordre, les tresser, les enrouler en spirales; les boucler en grappes de frisure; enfin les séparer sur le front et les faire fuir le long des joues en ondes lustrées et brillantes. Ils étaient surtout très-adroits à rehausser la chevelure de joyaux d'or et d'argent, de perles et de pierreries. Ils aimaient enfin à la diaprer de bandelettes de grand prix.

Q. Septime appelait les raffinements de ce genre, les monstruosités de la toilette. Ils ne faisaient pas moins les délices de bien d'autres peuples. Strabon parle d'une secte de philosophes indiens qui bâtissaient leurs cheveux en forme de tiare. Lucrèce cite des populations qui ne se coiffaient qu'avec des bandelettes dorées. Les Lydiens portaient des diadèmes pour soutenir et relever leurs cheveux saturés d'huiles odorantes. Plus que tous les autres, Empédocle, cette personnification antique de l'orgueil, rehaussait de bandelettes de pourpre l'éclat de sa chevelure démesurée. Seule, cette futile parure certifierait, au besoin, tout ce qu'il y avait dans cet homme d'assez creux et d'assez vain, pour se croire Dieu, et d'assez fou, pour vouloir le prouver en se jetant dans le cratère de l'Etna en flammes, avec promesse d'en revenir sain et sauf; mais Empédocle y resta, et la montagne ne vomit que ses sandales.

Il n'est pas jusqu'à l'art de suppléer à la calvitie par des postiches, qui n'ait été très-bien connu des anciens. On retrouve cet usage chez les Grecs. Il figure parmi les coutumes des Carthaginois, et il était très-florissant chez les Romains. Domitien, qui était chauve, est représenté sur presque toutes ses

médailles avec un *galerus* frisé. Il en est de même
d'Othon et de Galba.

Au xvie siècle seulement, la France hérita de
cette pratique antique. La mode de porter ses cheveux ras, étant devenue générale chez nous, fit
prendre aux vieillards l'habitude d'avoir un couvre-
chef, appelé *barette*, qui, se raccourcissant peu à
peu, reçut le nom de *calotte*. Pour rendre cette
coiffure moins triste et moins plate, on y ajouta des
cheveux, et par là, on arriva à faire des perruques
qui, augmentant désormais sans cesse de volume,
devinrent énormes sous Louis XIV. Princes, gentils-
hommes, gens d'église et bourgeois, tous, à cette
époque, avaient la tête perdue sous une forêt de
cheveux d'emprunt. Cette crinière était, surtout
pour quelques professions, d'une telle rigueur, qu'un
médecin eût passé pour un écervelé, sans sa perruque *in-folio*.

Si tant de fashionnables à la mode étaient très-
satisfaits de leurs magnifiques perruques, le grand
Colbert, qui avait le souci des finances de l'État, se
montrait, au contraire, très-préoccupé et très-mé-
content. La raison de ses sollicitudes était très-sé-
rieuse. Comme les nuances germaniques, c'est-à-
dire le blond cendré, étaient seules en faveur, et que
l'acquisition de ces chevelures étrangères nécessitait
une exportation considérable de numéraire, il s'agit
un jour, pour couper un pareil mal dans sa racine,
de prohiber la fabrication des perruques.

Mais les puissants amis des perruques blondes l'emportèrent, et l'on continua, de plus belle, à façonner de ces couvre-chefs, dont quelques-uns valaient jusqu'à *mille écus.*

Le plus en vogue des artistes en cheveux de ce temps, un nommé Binette, était si vain de travailler pour Louis XIV, qu'il aurait, disait-il, tondu tout le peuple français, pour couvrir la tête de son roi.

Un de ses rivaux, du nom de Gervais, inventa les crépés, sorte de perruques très-légères, qui furent très-recherchées par les dames, et qui, pendant une partie du dernier siècle, devaient être la source de ces coiffures bizarres et incroyables, zébrées de rubans, empanachées de plumes et toutes nuageuses de poudre parfumée.

Mais, en quel temps et chez quels peuples, le culte et les goûts, souvent sans frein, des choses de la toilette n'ont-ils pas dominé chez la femme? Le soin de sa beauté, n'est-ce pas la grande affaire et le plus gros souci de toute personne du sexe? et connaît-on des auxiliaires plus discrets et plus puissants que les prodigieux artifices de la toilette? Cent fois, les femmes ont pu s'égarer, se tromper dans le choix des formes, des rubans ou des essences qu'elles appelaient à leur aide ; jamais on ne les a vues découragées. Au contraire, à l'heure même, elles ne se sont remises à l'œuvre qu'avec plus d'entrain et de ténacité : temps, fortune, santé même, qu'étaient-ce que ces intérêts-là ? Interrogées là-dessus, à tous les rumbs de la rose des vents, quelle eût été, en Asie, en Égypte, en Grèce, à Rome ou dans les Gaules, la réponse, non-seulement des Cléopâtre ou des Aspasie, mais de chacune des grandes dames de ces vieux âges ? Ce qu'elle serait encore de nos jours : temps, fortune, santé, que tout y passe, pourvu que le succès et les triomphes de la mode me demeurent !

Or, avec un parti pris de si haut, inspiré et soutenu par tout ce qui remue le plus vivement les fibres si délicates de la femme, les dames ont toujours dû se montrer très-savantes dans l'art de soigner leur chevelure. Partout, en effet, les femmes ont, sous ce rapport, comblé toute mesure de leur vocation.

Rien n'a manqué à ces souveraines artistes de la coiffure : elles ont su en multiplier tous les genres et les varier à l'infini, soit pour ajouter à l'éclat de leurs cheveux, soit pour parer à toutes leurs difformités d'espèce, de nature, de couleur ; pour les assouplir, les fortifier, les créper, les friser, les femmes ont tout deviné et tout employé.

Galien énumère une foule de pommades familières aux dames romaines. Caton le Censeur se plaignait même fort de l'abus qu'on en faisait. C'est pour ces mêmes dames que tant d'instruments de toilette avaient été inventés, et dont quelques-uns eurent l'honneur d'être divinisés. Les matières les plus précieuses, selon Calimaque, entraient dans les peignes.

Comme les dames égyptiennes et les dames grecques, les romaines usaient, pour la toilette de leurs cheveux, de beaucoup d'épingles ; celles-ci, qui n'étaient, dans le principe, que des débris de roseaux, mais qu'on fit plus tard, comme les peignes, en argent, en ivoire, en cristal et en or, servaient à fixer sur la tête les cheveux tordus en nattes, ou séparés sur le front, ou disposés sous milles formes des plus attrayantes. La noble Judith, pour se rendre chez Holopherne, avait complété tous les charmes de sa rare beauté, en relevant splendidement ses cheveux avec des épingles d'or.

Deux de ces épingles sont célèbres dans l'histoire ; celle qui avait été trempée dans un poison capable de tuer comme la foudre, et dont Cléopâtre, au rapport de Dion, s'était servie pour se donner la mort. L'autre appartenait à Fulvie, épouse de Marc-Antoine, et fut profanée de cette manière. Après l'assassinat de Cicéron, Fulvie, allant insulter au cadavre de l'illustre orateur, lui fit tirer la langue hors de la bouche, et, pour se venger des affronts qu'elle en avait reçus, cette femme perça cette langue à coups redoublés de l'aiguille avec laquelle elle soutenait et parait sa chevelure.

Qu'est-ce donc que les temps anciens et les temps modernes ont cherché dans toutes ces petites révolutions de la chevelure? une chose : l'embellissement du corps ; mais ces servitudes ont-elles rempli leur but ? Après tant de vains ou de ridicules essais, la chevelure naturelle, en reprenant son empire, n'a-t-elle pas repris toute sa grâce et aussi tous les attributs qui constituent sa beauté?

Bien plus, que de phénomènes maladifs, d'ordinaire fort mal appréciés, et qui n'avaient d'autre cause de leurs désordres organiques, que l'une ou l'autre de telles modes pernicieuses! L'usage constant des perruques, par exemple, de ces machines si garnies, qu'elles interceptaient l'air, si lourdes, qu'elles pesaient jusqu'à deux livres, pouvaient-elles, au point de vue de l'hygiène, être sans danger et sans graves inconvénients? N'est-il pas également hors de doute que, de notre temps, l'emploi des cosmétiques, que l'usage de la teinture, que tant de manœuvres pareilles de la toilette, en modifiant l'économie du cuir chevelu, ont dû et doivent produire des perturbations locales de nature à déterminer elles-mêmes une foule de malaises et d'infirmités.

Publier ces infractions faites à l'hygiène du chevelu, en exposer les suites funestes pour le cuir chevelu, et fournir les moyens efficaces de remédier à de si regrettables entraînements, c'est là, ce nous semble, bien servir l'humanité.

UTILES ET CURIEUX RÉSULTATS DE L'ANALYSE CHIMIQUE ET ANATOMIQUE DES CHEVEUX.

L'homme, par son intelligence, est sans contredit le roi de l'univers ; — il n'est pas moins, par les merveilles de son corps, le chef-d'œuvre de la création. Ses cheveux, son cerveau, son œil, sa voix articulée qui donne aux humains seuls la parole ; ses poumons, son cœur, son estomac, son foie, son système nerveux ou sanguin, etc., sont tous autant de prodiges dans leurs formes, dans leurs fonctions, dans les phénomènes physiologiques qui en sont le résultat ; dans leurs formes si justement choisies et disposées pour l'accomplissement de leurs sublimes fonctions ; dans leurs fonctions si parfaitement appropriées aux fins de leur mystérieux travail, qui a pour double but la santé et le bien-être de l'homme.

Spectacle inouï que celui de ces milliers d'instruments organiques, tous, en apparence, si chétifs, si impuissants, et dont la force, l'ordre, l'harmonie et les œuvres changent tous leurs témoins en admirateurs enthousiastes.

Aussi, l'histoire raconte qu'après chaque leçon d'anatomie, le célèbre médecin de l'ancienne Rome, Galien, tombait toujours à genoux pour remercier Dieu d'avoir symbolisé et réuni toutes les gloires et toutes les puissances de la création dans le seul corps de l'homme.

Le cheveu considéré, soit en lui-même, soit au point de vue du grand rôle qu'il joue dans l'économie animale, ne le cède en rien à aucun des autres organes les plus étonnants du corps humain.

Sans doute, en s'en tenant au seul témoignage des apparences, le cheveu ne se présente à nos observations que comme un objet presque sans valeur et sans intérêt.

Ce n'est, pour l'œil nu et pour le simple toucher, qu'un faible filament d'une forme cylindrique, très-délié, plus ou moins allongé et susceptible de couleurs variées.

Mais, éclairé par l'analyse du chimiste ou de l'anatomiste, c'est différent. Pénétrant avec le flambeau de leur expérience jusque dans la nature intime du cheveu, on y voit alors, comme sans voile, les compositions élémentaires de ce cheveu, les sucs nutritifs de son accroissement, les divers phénomènes de ses importantes fonctions ; et de ces découvertes, que de lumières ne découlent-elles pas pour guider toute personne soucieuse de sa santé, dans le choix des soins hygiéniques indispensables au bon état de conservation de ses cheveux et à la plus sûre guérison de leurs nombreuses maladies ?

Qu'est-ce donc qu'un cheveu ? L'anatomiste y distingue d'abord deux parties principales : la *racine*, connue sous le nom de bulbe, et la *tige* ou le cheveu proprement dit.

La *racine*, glande située dans le derme et où viennent s'épanouir des nerfs et des vaisseaux sanguins qui fournissent la moelle, consistant en globules brillantes semblables à des gouttelettes d'huile, et destinées à nourrir les cheveux, à les empêcher de se dessécher, à les colorer et à porter au dehors tout ce qui leur est inutile ou nuisible.

La *tige*, ou cheveu proprement dit, qui se compose de cônes superposés ; l'un intérieur, qui contient la moelle ; l'autre extérieur, l'écorce, et qui est tubuleux et transparent.

La substance qui constitue essentiellement la tige, ou le cheveu proprement dit, est une matière animale que les chimistes modernes ont désignée sous le nom de *mucus* ou de mucilage.

Ces mucus qu'on retrouve séparé dans les narines, dans la bouche, dans la trachée-artère et, en général, dans toutes les cavités du corps, a la propriété de faire mousser l'eau par l'agitation et l'ébullition ; et, dans l'irritation produite par le coryza ou rhume de cerveau, de se filer comme la substance de la soie, de conserver de la transparence et de la flexibilité après la dessiccation; et, s'il contenait un peu d'huile, de ressembler, de tous points, à la substance des cheveux.

L'épiderme, les ongles, la corne, la laine du mouton, le crin du cheval, les soies du porc, les piquants du hérisson ou du porc-épic, le duvet, le jar ou les poils qui recouvrent généralement, de tant de manières, la peau des animaux, sont le produit du même *mucus* animal et ne doivent leur plus ou moins de souplesse et d'élasticité qu'à la quantité d'huile qu'ils recèlent.

« Qui ne serait donc rempli d'étonnement, dit M. Alibert, en songeant que nos cheveux sont formés d'une matière mucilagineuse que le travail des forces vitales réduit en filament, par un mécanisme analogue à celui de la toile d'araignée ou du tissu du vers à soie; et, quand l'anatomie nous montre ces cheveux renfermés à leur base dans de petits sacs membraneux où ils pompent leur suc nourricier, qui ne croirait voir des plantes établies dans des vases et s'y développant dans des conditions pareilles à celle des fleurs et de toute végétation? »

C'est dans la moelle, avons-nous dit, et non dans la tige des cheveux que se trouve la matière qui les colore et leur donne ces nuances si diversement estimées, depuis le blanc pur jusqu'au noir pur, en passant par le brun, le châtain, le blond, le jaune ou le rouge.

Ici encore, on se tromperait en s'imaginant que

chacune de ces couleurs doit sa teinte propre à un élément spécial qui suffit pour la déterminer. — Huit principes de nature différente, combinés entre eux par les forces chimiques, concourent, selon M. Vauquelin, à former le cheveu noir. Ainsi ce cheveu, outre la substance animale qui en fait la principale partie, contient dans sa moelle : 1° une huile blanche et concrète, en petite quantité ; 2° une auautre huile verte bitumineuse, fluide, plus abondante ; 3° du fer ; 4° une faible portion d'oxyde de manganèse ; 5° du phosphate de chaux ; 6° un peu de carbonate de chaux ; 7° beaucoup de silice ; 8° du souffre.

Si, au lieu de l'huile verte, il se rencontre une huile rouge ou jaune, dont l'intensité est plus ou moins diminuée par une petite quantité de fer et de soufre, on a les cheveux roux, blonds, ou châtains.

Les cheveux ne sont blancs que parce que leur huile n'est presque pas colorée, qu'ils contiennent du phosphate de magnésie, introuvable dans les autres cheveux, et qui'ls n'ont point de fer ou qu'en quantité peu appréciable.

Les cheveux blancs, rouges ou blonds, étant toujours pourvus d'un excès de soufre, cela les dispose à se noircir très-promptement sous l'action des oxydes métalliques blancs, tels que ceux d'argent, de plomb, de bismuth, de mercure, etc.

Or, dès que la couleur des cheveux résulte de combinaisons chimiques si délicates et presque tou-

3.

jours mystérieuses, on s'explique sans peine les étranges métamorphoses que mille circonstances peuvent déterminer dans les plus beaux cheveux, hélas ! noirs hier encore, et demain rouge-cerise ou blancs de neige ; et, pour opérer cette douloureuse désorganisation, il ne faut, selon M. Alibert, qui en cite des exemples, que le travail d'une couche laborieuse, qu'une grande colère, qu'un violent chagrin, surtout que l'emploi de remèdes ou de cosmétiques à base vénéneuse, lesquels venant à tarir, à leur manière, la sécrétion subite de tels sucs essentiels de la moelle des cheveux, causent sur-le-champ, dans la coloration de ces derniers, les cruels désordres dont les victimes ont tant à gémir.

Observons encore que les cheveux ne sont pas implantés dans le bulbe, comme le jalon de l'arpenteur dans la motte de terre. Il y a, entre la structure physique du cheveu et celle de la peau, une analogie si frappante, que plusieurs chimistes ne voyent dans le cheveu qu'un prolongement identique du derme. Comme la peau, ces cheveux sont revêtus d'une enveloppe extérieure qui est toujours blanche, et leur couleur ne suit-elle pas d'ordinaire celle de la peau ? si celle-ci est blanche, les cheveux sont blonds ou châtains. Si ceux-ci sont noirs, c'est que la peau est très-brune ; quand enfin cette dernière est roussâtre, ceux-là sont rouges : similitude de couleur qui se manifeste non-seulement en état de santé, mais dans les corps privés de la vie. On lit dans les *Annales de médecine de Milan* l'histoire d'un paysan mort de phthisie pulmonaire à l'hôpital de cette ville. Le cadavre de cet individu, transporté au lieu commun des inhumations, se distinguait parfaitement de tous les autres par la blancheur éclatante de sa peau, de ses cheveux et de sa barbe.

En général, la couleur, la forme et le nombre des cheveux varient selon le sexe, les pays, les races, les climats, et surtout selon la nature des maladies des individus. Ils sont plus longs chez les femmes que chez l'homme. Ils sont fins et soyeux chez les blancs, laineux et crépus chez les nègres.

Quant aux animaux, la longueur, l'épaisseur et la consistance de leurs poils croissent ou diminuent, en raison de la température ou du plus ou moins d'épaisseur de la peau. Le poil des espèces boréales est généralement épais et se compose, presque uniquement, de duvet ou de bourre fine et moelleuse. Le jar, qui est plus grossier, domine dans les espèces équatoriales ; le pelage est bien fourni dans les carnassiers et les rongeurs qui ont la peau mince; il est peu épais dans les ruminants, encore plus rare dans les pachydermes, animaux à cuir très-épais, tel que l'éléphant, l'hippopotame ; il manque entièrement dans les cétacés, animaux de mer vivipares, tels que le dauphin, la baleine.

Mais, quelqu'intéressante que soit la connaissance de la structure physique des cheveux, de leur nature anatomique et des phénomènes si divers qu'ils présentent dans leur physiologie comparée, borner toute sa curiosité à de pareilles notions, ce serait se contenter de trop peu. Pour être complète, l'étude de nos cheveux veut de plus amples renseignements, surtout en ce qui concerne leurs fonctions dans l'organisme ; nous allons fournir ces renseignements, et, après les avoir lus, nos lecteurs, sans aucun doute, seront d'avis que les avantages qui doivent leur en revenir valaient bien la peine d'être recueillis.

I V

IMPORTANTES FONCTIONS DES CHEVEUX DANS L'ÉCONOMIE ANIMALE.

Tout, dans les cheveux, indique aux observateurs intelligents que ces organes ont, dans l'économie animale, une destination fort essentielle, puisqu'on les retrouve jusque dans le fœtus, et que les oiseaux et les petits poulets sont munis de duvet dans la coque même qui les recèle.

Aussi, voit-on les praticiens les plus recommandables convenir, avec M. Alibert, qu'aucun autre sujet physiologique ne leur offre ni plus d'attraits, ni plus d'utilité, que l'étude des fonctions des cheveux dans l'organisme.

Rien d'abord de plus digne de remarque, que le phénomène des rapports très-intimes qui existent entre les cheveux et la peau ; tous deux sont évidemment doués d'une propriété similaire, et ont une même et commune fonction qui sert à délivrer le corps de ce qui lui est nuisible ou inutile. Leur

action ne s'accomplit-elle pas toujours de telle sorte
que, quand celle de l'une diminue, l'action des autres augmente, et *vice versa?* Pourquoi les nègres
de l'Afrique ont-ils les cheveux courts et crépus,
quand les hommes du Nord les ont plus longs et
pourvus d'une qualité hygrométrique plus considérable? si ce n'est parce que le système cutané, chez
les nègres, fait une déperdition très-abondante, tandis que les autres transpirent beaucoup moins.

Les physiologistes pensent donc que l'usage général des cheveux est de contribuer à une dépuration
universelle des humeurs. C'est, disent-ils, à l'aide de
leurs bulbes que les cheveux opèrent cette sécrétion,
servant ainsi d'émonctoire à la lymphe. On retrouve
l'analogie de ce phénomène organique dans la physiologie végétale, où l'on voit les feuilles des arbres
travailler à séparer l'oxygène de l'air de son azote,
garder l'un et le faire servir à mûrir la séve pour la
perfection de la fleur et de la semence.

Si l'on examine les cheveux dans les maladies
qui se jugent par les sueurs, les preuves de leurs
fonctions exhalantes deviennent très-palpables. En
ce cas-là, les cheveux sont tellement humectés d'une
matière visqueuse, qu'il faut souvent changer de bonnet. Bien plus, avant d'apercevoir la transpiration
sur la surface du corps, les endroits couverts de cheveux ou de poils, tels que la tête, le menton, les aisselles, versent déjà d'abondantes gouttes humides.

Qui n'a eu l'occasion d'observer la qualité particulière des gouttes qui coulent de ses cheveux ? En pénétrant dans la bouche, ces gouttes n'y déposent-elles pas un principe salin très-prononcé ? Ce même principe acide ne teint-il pas en bleu, sous les aisselles, tout vêtement de soie qu'il a humecté ; ou encore que de souillures des cheveux longs ne font-ils pas au collet des habits ! et pour qui n'est-ce pas une nécessité de changer très-souvent de bonnet de nuit, le sien se recouvrant si vite d'une matière jaune, onguentacée et nauséabonde ? Autant de témoignages bien sensibles que l'office des cheveux est d'excréter des humeurs de toute nàture.

Enfin personne n'est dispensé de recourir chaque jour à son peigne, non-seulement pour donner tels soins de coquetterie à sa tête, mais pour en séparer et enlever les crasses provenant de la fonction excrétoire des cheveux, saletés qui ne séjournent jamais sur le cuir chevelu, sans grave inconvénient pour les individus négligents ou malpropres.

Grâce à la chimie, nous sommes à l'aise, à notre époque, pour nous rendre un compte rationnel du travail si mystérieux et si salutaire de nos cheveux ; mais, quoique réduits aux seuls efforts de leur génie et de l'observation, les anciens n'ont pas moins deviné la vraie place que les cheveux tenaient dans l'organisme. Hippocrate avait déjà entrevu les divers offices de ces organes, les croyant destinés à pomper le superflu de l'humide filtré par les glandes, à s'en nourrir et à rejeter au dehors les parties en excès ou non assimilables. Le père de la médecine regardait donc les cheveux comme autant de siphons chargés de soutirer à leur profit les fluides gazeux ou liquides que les forces vitales accumulaient dans les cavités intérieures du cerveau.

On sait que la couleur des cheveux dépend de la qualité et de la quantité des éléments qui composent la moelle nutritive de ces organes. La théorie en a conclu justement que, dans les cheveux, la différence de leur couleur devait être un signe très-expressif de l'énergie des forces vitales et du tempérament physique des individus, et, d'accord avec ces données de la science, l'expérience a reconnu que partout où abondent les cheveux noirs, là domine toujours la force ; tandis que les cheveux blancs ou rouges accusent généralement un état de faiblesse et de langueur ; les cheveux rouges, comme étant le résultat d'une organisation maladive ou imparfaite, et les cheveux blancs, qui n'ont pris cette teinte que par suite de l'atonie ou du relâchement des téguments de la tête et de la rareté des sucs nutritifs. Et en effet, qu'il survienne une forte blessure au cuir chevelu, il ne reparaîtra plus sur la place cicatrisée que des cheveux sans vigueur et sous une couleur moins foncée. C'est pour cela qu'après l'application de la calotte dans le traitement de la teigne, les cheveux qui repoussent aux endroits guéris sont d'ordinaire rares, pâles et décolorés.

Non-seulement telle couleur des cheveux sert à

indiquer la mesure des forces, mais encore à fournir des renseignements très-avantageux sur les maladies cutannées de certains individus. Ainsi M. Alibert a-t-il observé que les hommes à cheveux blonds
ou roux sont presque toujours sujets à la dartre fur-
furacée, affection qui décèle en eux une faiblesse
radicale du système de la peau et des exhalants.
Delà venaient sans doute, ajoute le célèbre praticien,
les affreux tourments du prurigo, dont la vieillesse de
ces mêmes hommes est généralement menacée.

Ce qui est plus connu ou plus facile à constater,
c'est l'étrange action que les maladies elles-mêmes,
ou de fortes affections morales, peuvent exercer sur
le système pileux. Dès que telles maladies ou telles
affections morales s'en mêlent, en quelques jours, en
quelques heures, parfois avec la rapidité de l'éclair,
les plus beaux cheveux sont devenus des objets de
répugnance et d'aversion. Il n'y a plus rien des merveilles du passé : tout y est en plein désordre dans
leur nature élémentaire ou dans leur état physique ;
et ces cheveux, qui se prêtaient sans peine à tous les
caprices de la mode, ne peuvent plus maintènant
être réduits en boucles ni en frisures, parce qu'ils
restent constamment humides ; et ces cheveux, si
distingués par leur couleur de choix, ne portent
plus que des traces de destruction ou de dégrada-
tion qui affligent tous les regards. — Les bruns et les
blonds ont été changés en jaunes ou en roux.

La raison de ces bouleversements physiologiques

viendrait de ce que, dans de violentes affections morales, les téguments de la tête sont frappés de con-
striction spasmodique, qui empêche la circulation
des sucs essentiels, et dessèche subitement le système pileux ; ou, selon M. Vauquelin, de ce que,
dans des moments de commotion universelle, où les
fonctions du corps vivant sont subitement troublées,
un agent acide se développe dans l'économie animale, passe dans les cheveux et en décompose la
matière colorante. Ce qui rend plausible cette expli-
cation, c'est que les physiologistes vétérinaires
savent qu'un mouvement extraordinaire de fureur
dans les animaux suffit pour imprimer, comme dans
les chiens, une qualité vénéneuse à leurs humeurs.

Mais que penser de l'horripilation, de cet état
spasmodique des cheveux qui, en certains cas, se
hérissent, se tiennent droits et fixes, comme des ai-
guilles sur une pelotte de couturière? Ce phénomène,
qui s'observe quelquefois chez l'homme, est très-
commun et fort ordinaire chez plusieurs animaux.
Les plumes du paon, du coq, du dindon, de beaucoup d'oiseaux, agités par la colère ou par l'orgueil,
présentent à l'instant cette érection. Les crins du
cheval, dans l'ardeur des combats, les poils des
chats ou autres quadrupèdes irrités, les plumes des
colombes privées d'eau pendant quelques jours, re-
nouvellent le même phénomène. Une vive contrac-
tion dans les muscles ou la grande élasticité de la
peau de ces animaux peut rendre raison de ces ef-

fets. D'autre part, il est certain que les cheveux et les poils sont doués d'une extrême sensibilité qui doit sans doute se développer plus ou moins par l'état physiologique des fluides, et ainsi disposer le système pileux à subir des influences propres à déterminer l'horripilation. Le magnétisme animal ne jouerait-il pas ici, à sa manière, un rôle principal? Si l'on est à portée d'une machine électrique en exercice, et qu'après s'être placé sur le tabouret isolant, on reçoive l'électricité développée par la machine, toute la surface de nos vêtements et de notre corps en est aussitôt surchargée, et nos cheveux, en se frôlant, se dressent sur notre tête, à peu près comme dans l'horripilation naturelle. Or, d'après la science du médecin chimiste, nos muscles sont de puissants instruments d'électricité; de plus, nos organes, dans leurs compositions et décompositions chimiques, jouissent du même privilége, en sorte que tout abonde chez l'homme pour que, en tel ou tel état moral et convulsif, il puisse en résulter les conséquences de l'horripilation; mais quelle que soit la cause physiologique de cet étonnant phénomène, ses effets ont été cent fois bien observés et sont très-certains. Un témoin oculaire, le cardinal Pacca, raconte, dans ses Mémoires, qu'au milieu d'une scène de violence faite à Pie VII, lors de son enlèvement de Rome, les cheveux du vénérable pontife manifestèrent subitement les signes de la plus effrayante horripilation.

N'oublions pas non plus cette autre propriété des cheveux, celle d'être hygrométrique, c'est-à-dire propre à mesurer les degrés de la sécheresse ou de l'humidité de l'air. Dans les climats tempérés surtout et dans les pays du Nord, les cheveux s'imprègnent plus ou moins d'humidité, ce qui les rend susceptibles, ou de s'allonger dans la proportion de la dose humide dont ils sont chargés, ou de se raccourcir, à mesure que la chaleur ambiante absorbe les vapeurs dont ils sont couverts. Mettant à profit cette double aptitude, et, au moyen du plus simple mécanisme d'un capucin en carton qui ôte ou qui remet son capuchon, le physicien en a fait des baromètres fort exacts de la pluie et du beau temps.

Que de lumières précieuses et que d'avertissements utiles dans la connaissance des principes et des faits qui touchent à nos cheveux, comme à toute autre partie essentielle de notre organisme ; sans cette science pratique, tout en nous demeure livré aux mille fatalités de la vie, et dès lors, pourquoi s'étonner si, à chaque pas, tant d'accidents servent à troubler, à désoler, à décourager des victimes à l'infini ?

Et qu'on ne dise pas, ici, ce ne sont que des cheveux, mais des cheveux qui comptent et qui ont leur grande place dans les conditions d'où dépendent d'ordinaire notre santé et notre bien-être ; or, pour tout homme sage, de pareils intérêts ne sont pas de si petite valeur pour en sacrifier sans regrets les immenses et incomparables avantages !

On l'ignorerait donc, et on se le cacherait en vain; dans la nature, pour le corps de l'homme, comme pour chacune des autres créatures, tout a sa vie propre et sa manière d'être absolue ; en contrarier, en changer, en blesser les lois essentielles et nécessaires à leur existence, c'est tout perdre. Voyez certains arbres luxueux de nos boulevards, leurs feuilles ont-elles jauni, et tout y marche-t-il, ici ou là, à une déplorable destruction ? c'est qu'il a suffi de quelques fuites du gaz d'éclairage qui a vicié l'air ou les terres dont vivent ces arbres, et ceux-ci sont devenus malades et se montrent frappés de mort. — Cachez le soleil à la plus vivace et à la plus éclatante des fleurs, ou privez ses racines de l'humus de choix qu'elle réclame, et, au lendemain, les pétales de cette fleur magnifique seront décolorées, son pédoncule, maladif, sera sans force pour soutenir sa corolle, et la laissera se courber piteusement. Encore quelques jours, et il ne restera plus de ce petit prodige que des débris informes, sans estime pour ses admirateurs.

Eh bien, dans son organisme, l'homme n'est pas plus invulnérable que la plante dans sa vie végétale. L'un et l'autre doivent toujours souffrir de tout ce qui les traite ou les violente contre leur nature. Voulons-nous, par exemple, préserver nos cheveux de toute funeste atteinte ? soignons-les avec une sollicitude aussi éclairée que dévouée ; et, pour ne pas jouer notre va-tout sur un point si capital, ne consultons jamais que les vrais maîtres qui, seuls, soyons-en sûrs, ont le secret de nos besoins, et le remède de leurs plus justes exigences.

V

DES MALADIES DES CHEVEUX ET DU CUIR CHEVELU, SPÉCIALEMENT DU TRICHOMA, DE L'ECZÉMA, DU PSORIASIS, DU PITYRIASIS, DE LA CALVITIE ET DE LA CANITIE.

Les maladies des cheveux et du cuir chevelu sont plus nombreuses et souvent beaucoup plus graves qu'on ne le pense. Non, généralement, on ne s'en doute pas. Fatale sécurité qui endort et qui fait bien des victimes. Cependant ni les accidents ni les douloureux ennuis qu'ils causent, ne manquent pas pour réveiller les plus indifférents. Mais partout, trompés par la légèreté de mille vains préjugés, on reste l'esclave des routines les plus inexcusables, et tant que tel ou tel ennemi des cheveux n'y a pas produit d'affreux ravages, personne ne se lasse d'en prendre fort à son aise avec sa chevelure. Évidemment un pareil sans-gêne ne doit mener qu'aux plus déplorables déceptions et parfois à des infirmités et à des maux peut-être sans remèdes.

Sans entrer dans une foule de détails que ne comporte pas notre petit livre, allons au plus important et, dès lors, au plus utile ; en nous arrêtant donc aux sept plus communes maladies des cheveux et du cuir chevelu, signalons-en les mauvais caractères, démêlons-en les causes les plus ordinaires et cherchons-en les remèdes les plus salutaires.

§ 1. — *Du Trichoma.*

Quelle cruelle, quelle désolante maladie que celle du trichoma ou de la plique, nom qui indique que les cheveux s'agglutinent et se tortillent de telle sorte, qu'ils ne forment plus que des mèches, que des queues , que des touffes ou des masses qu'il est impossible de diviser.

Endémique en Pologne, cette maladie est bien plus fréquente qu'on ne le. croit en France même, ainsi qu'en Suisse, en Belgique, en Prusse , en Asie. Non-seulement elle s'attaque aux cheveux et y met tout sans dessus dessous, elle s'empare également d'autres parties du corps et y. détermine, comme sur la tête, les désordres les plus meurtriers et les plus inquiétants.

Écoutons un maître, M. Alibert, qui, après avoir fait une étude approfondie de cette redoutable maladie, nous la dénonce sous les traits que voici :

« Le trichoma révèle d'abord sa présence par un engourdissement dans les membres et un abattement général. Des douleurs vagues commencent par se faire sentir dans les articulations des pieds et des mains, gagnent ensuite les omoplates, l'épine du dos, et s'étendent bientôt à la région postérieure du col et de la tête. Le soir, accès fébrile qui se prolonge assez avant dans la nuit et se termine par une sueur visqueuse, gluante et très-fétide. Le matin, pouls naturel, ce qui dénote une sorte d'arrêt dans les symptômes précédents.

« A ces signes de début viennent se joindre des mouvements convulsifs dans les muscles, des soubresauts dans les tendons, un tintement d'oreilles très-pénible, des maux de tête considérables qu'on cherche en vain à calmer, des picotements et une sensation de resserrement dans la partie postérieure du cuir chevelu.

« Parvenu à cette période, le malade voit ses cheveux se mêler, s'entortiller, s'agglutiner ou se séparer en faisceaux, ou se disposer en petites cordes tournées en spirale. Parfois ses cheveux désorganisés se hérissent comme les poils d'une bête fauve. Les poux s'y engendrent à foison. Le cuir chevelu se recouvre d'écailles furfuracées, et unematière ichoreuse suinte de la base des cheveux, matière d'une odeur *sui generis* des plus repoussantes pour l'odorat. »

Tels sont les symptômes les plus ordinaires du trichoma. Mais souvent cette maladie acquiert le plus haut degré d'intensité et revêt une multitude de physionomies, selon la direction que la matière trichomatique prend dans l'économie animale.

Si cette maladie fait son irruption vers le cerveau, des accès épileptiques se manifestent, et bien des fois les malades sont foudroyés par l'apoplexie, ou, en d'autres circonstances, ils sont en proie à des transports maniaques. Stabel cite une femme affligée du trichoma et qui avait éprouvé tout ensemble une aliénation, un délire furieux et une fièvre très-aiguë.

Si le trichoma agit sur le système de la respiration, l'asthme s'en suit, puis des crachements de sang, des catarrhes suffocants, et jusqu'à la phthisie pulmonaire. S'il affecte l'estomac, les intestins et les autres viscères de la cavité abdominale, il y a flux dyssentérique, de la diarrhée, des coliques, de l'hypochondrie, etc. Les facultés digestives sont perverties, et il en résulte des goûts bizarres et dépravés, soit pour la nourriture, soit pour les boissons. Chez les femmes, la menstruation est troublée et ne reprend son cours régulier que lorsque le trichoma remonte à la tête pour y exercer d'actives influences.

Si enfin le virus trichomatique s'introduit dans le système lymphatique, il produit des engorgements glanduleux ; il se forme des squirrhes, des nodosités et des tubercules dans les articulations, etc. La peau se décolore, les os mêmes viennent à se carier, et leur moelle se trouve en grande souffrance.

C'est encore pis lorsque le trichoma n'agit que

dans l'intérieur du corps humain. Alors il y prend le masque de toutes sortes de maladies qu'il est d'autant plus difficile de guérir, qu'on a moins de moyens de les distinguer.

Dirait-on qu'une maladie des cheveux est la source si active, si féconde de désorganisations générales aussi terribles ? Mais ce qu'il y a d'aussi digne d'attention, c'est que plus d'un infirme, dont les maux apparents sont si rebelles aux plus sages médications de la science, porte très-souvent dans son sein, le germe du trichoma. L'homme de l'art seul peut, en pareil cas, sonder les mystères de l'organisme, en découvrir les vrais désordres et y opposer le seul traitement efficace.

Des dispositions héréditaires, ou des milieux contagieux où règne le trichoma, de violents maux de tête, des sueurs visqueuses, ou de petites écailles qui présentent des altérations sensibles, une grande rudesse au toucher et une couleur livide, etc., sont autant d'avertissements très-sérieux de l'existence probable du virus trichomatique.

Deux causes directes et personnelles suffisent, comme on l'observe dans la basse Pologne, pour déterminer le trichoma : avoir la tête constamment enveloppée et maintenue dans un haut degré de chaleur, et laisser ses cheveux privés de tous soins de propreté.

De là le traitement préventif le plus rationnel consiste à aérer suffisamment ses cheveux, et à ne pas, jour et nuit, les tenir dans le duvet de bonnets ou de lingeries trop imperméables; surtout entretenir son cuir chevelu et ses cheveux dans l'état le plus habituel d'une parfaite propreté. Dans ce dessein, user souvent du petit peigne et, à divers intervalles, nettoyer à fond sa tête. Un jaune d'œuf, délayé dans une infusion tiède de fleurs de mélilot, convient à merveille à cette opération hygiénique; faire usage ensuite, tous les deux jours, de la pommade anti-calvitique. (Voir chap. VII.)

§ 2. — *De l'Eczema.*

Ce qui est plus commun et se fait mieux distinguer, ce sont ces affections du cuir chevelu qui, sous des formes très-diverses, depuis les *croûtes de lait* ou les *achores* jusqu'aux vraies *teignes*, tourmentent et désolent partout une multitude de familles.

Sans compromettre également la santé générale, ou la vie de ceux qu'elles affligent, toutes ces affections n'exigent pas moins des soins très-sérieux et très-intelligents.

Mais notre cadre est trop limité pour pouvoir signaler et décrire, avec des détails nécessaires, la nature et les dangers de chacune de ces infirmités, et de formuler des ordonnances suffisamment utiles à leur guérison respective. Les *teignes*, par exemple, tiennent à des causes trop délétères, trop morbides, pour n'avoir pas toujours besoin du coup d'œil d'un médecin, et maintes fois, les plus habiles ressources de l'homme de l'art ne sont pas de trop pour triompher des ravages de ces implacables ennemis.

Il n'en est pas de même de plusieurs autres inflammations du cuir chevelu, dont il suffit de bien connaître les caractères distinctifs pour y appliquer soi-même des remèdes aussi simples que salutaires. L'eczema, le psosiasis et le pityriasis sont de ce nombre.

L'*eczema*. Il y a deux espèces principales d'eczema du cuir chevelu : l'eczema humide et l'eczema sec ou squameux.

L'eczema humide est une affection caractérisée par une éruption de vésicules ordinairement aplaties, très-nombreuses, agglomérées, qui fournissent un suintement d'une odeur fade, et assez abondant pour mouiller les cheveux les plus épais, salir vite les linges ou les bonnets dont on les enveloppe, et en nécessiter le changement. La matière de ce suintement se durcit en lamelles molles, jaunâtres, minces et peu adhérentes, qui, en se détachant, laissent à découvert des surfaces rouges et hérissées de points arrondis, brillants, suintants, gros comme des têtes d'épingles et entourés d'un petit liséré blanchâtre ; on en remarque surtout au-dessous des oreilles, à la partie antérieure et postérieure du cuir chevelu.

Sous l'influence de cette sécrétion longtemps prolongée, les cheveux finissent par s'altérer, ils perdent de leur éclat, de leur couleur, ils tombent et déterminent, ici ou là, une alopécie accidentelle.

Quant à l'eczéma sec, ou il n'y a point de sécrétion, ou elle est à peine sensible. En se tarissant à sa source, le liquide séreux se convertit en une foule de lamelles blanches, sèches, furfuracées ; la peau s'épaissit, devient comme farineuse, et s'écaille au moindre frottement ; en d'autres cas, elle paraît d'un rouge vif, mais sans aucune espèce de suintement : elle est comme fendillée et recouverte de squames adhérentes.

Dans cet eczéma, les lamelles ont ceci de remarquable, c'est qu'elles ramassent les cheveux pour les diviser en petits paquets, en les entourant d'un étui blanchâtre plus ou moins long, qui semble prendre les cheveux à leur sortie et se continuer avec eux à mesure qu'ils se développent. Le cuir chevelu est ainsi parsemé de ces mèches réunies à des hauteurs différentes par ces petites gaînes qui, devenant de plus en plus sèches, prennent une teinte de plus en plus blanche, et impriment à la chevelure un aspect spécial.

Cette forme de l'eczéma est ordinairement très-rebelle ; quoique les cheveux perdent de leur couleur, deviennent ternes, secs, cassants et tombent avec facilité, il n'y a pas d'ordinaire d'alopécie complète.

L'eczéma se montre à tout âge, et nulle constitution, nul tempérament n'en paraissent exempts. C'est à l'époque de la première et de la deuxième

dentition, que les enfants en sont spécialement atteints. Les adultes en sont plus souvent affectés que
les vieillards ; les femmes, à leur temps critique, et
les individus à peau fine et délicate, semblent les
plus prédisposés à cette affection.

Au début de l'eczema, la surface, qui va être le
siége de l'éruption, est chaude, tendue, douloureuse,
quelquefois tuméfiée. Le malade éprouve des four-
millements, de la pesanteur, des maux de tête. En
certains cas, il lui semble qu'il a le crâne serré. Le
col est roide, et ses mouvements sont difficiles, péni-
bles même. Souvent on observe, de chaque côté, des
ganglions engorgés et sensibles à la pression. Enfin
il y a de la démangeaison qui excite le malade à se
gratter, et de là, après s'être déchiré, des sensations
plus ou moins piquantes.

Tout ce qui est capable d'irriter la peau peut être
une des causes extérieures, directes et immédiates
de l'eczema. L'insolation, le défaut de soins hygiéniques ou les excès contraires, tels que l'emploi souvent répété des instruments qui tiraillent et fatiguent
la chevelure : les pommades et les eaux qui l'irritent ;
par conséquent, tous les cosmétiques d'une nature
très-active. Les causes éloignées sont tous les troubles de l'organisme, déterminés, ou par des impres-
sions morales plus ou moins violentes, ou par des
écarts de vie plus ou moins habituels.

Dans le traitement de l'eczema, nous avons toujours obtenu de bons résultats du régime suivant :

Tous les matins, prendre une tasse d'infusion de saponaire et de feuilles de ményanthe ; faire une lotion du cuir chevelu avec de l'eau tiède de son et de fleurs de sureau, dans laquelle on a fait dissoudre gros comme une noix de carbonate de soude ; tous les six jours, un grand bain, préparé avec *quatre* litres de son, et *deux cent cinquante* grammes de sous-carbonate de soude. On reste une heure dans ce bain et on y lave avec soin sa tête.

Tous les quinze jours, une petite purgation avec de l'eau de Sedlitz, à *quarante-cinq* grammes.

Comme supplément très-efficace pour la toilette hygiénique de ses cheveux, faire tous les soirs, sur le cuir chevelu, une onction avec gros comme une petite noix de la pommade *anti-calvitique*. (Voir chap. VII.)

Enfin tenir sa tête dans le meilleur état de propreté.

§ 3. — *Du Psoriasis.*

Ce qui caractérise cette inflammation du cuir chevelu, ce sont des plaques plus ou moins étendues, irrégulières, recouvertes de squames minces, dures, sèches, d'un blanc argenté. Si l'on détache ces squames, on trouve la surface sous-jacente un peu rouge et plus souvent d'un rouge terne déjà plissée, bientôt grise, puis sèche, puis enfin écailleuse de nouveau. La peau qui entoure les squames offre une certaine saillie, et l'éruption est souvent remar-

quable par l'absence de tout symptôme aigu pendant
on développement, dont la marche, en général,
est lente. En certains cas, les squames deviennent
peu à peu très-abondantes, et les sillons qui en résultent sont si rapprochés, qu'on ne distingue presque plus les plaques ; le plus ordinairement, celles-
ci sont disposées de manière à former comme des
surfaces de petits îlots séparés par des intervalles
d'où s'échappent, en grande abondance, une poudre
menue, blanchâtre, chatoyante.

Cette maladie du cuir chevelu se déclare presque
toujours sans signes précurseurs, si ce n'est parfois
à la suite de maux de tête opiniâtres, qui excitent de
fortes démangeaisons. Quand, pour se soulager, le
malade, en se grattant, fait tomber une quantité de
pellicules blanches, nul doute qu'il ne soit atteint de
psoriasis.

Des dispositions héréditaires ou certaines infirmités dartreuses, développent l'affection du psoriasis ;
mais, le plus souvent, ce qui y contribue le plus,
c'est l'abus des topiques irritants, la malpropreté, le
séjour des lieux malsains ; une alimentation mauvaise ou insuffisante ; la faiblesse de constitution, les
excès de tous genres, ainsi que de profondes émotions morales.

Sans être plus dangereux ou plus contagieux que
l'eczema, le psoriasis ne présente pas moins un ca-
ractère sérieux, à cause de sa nature chronique
difficile à guérir, et surtout à cause des désolantes

altérations que cette affection produit dans les cheveux et dans le cuir chevelu.

Le mode de traitement qui m'a toujours paru le plus souverain pour combattre et détruire le psoriasis, c'est d'abord l'usage régulier, le matin à jeun, et le soir avant son coucher, de boissons composées avec des simples d'une nature dépurative et sudorifique (1). C'est ensuite de s'en tenir à ce régime externe purement hygiénique. Tous les matins, lotionner le cuir chevelu avec de l'eau tiède de son, dans laquelle on a fait dissoudre, par chaque litre, gros comme une noix de sous-carbonate de potasse : tous les soirs, renouveler une onction sur le cuir chevelu, avec gros comme une petite noix de la *pommade anti-calvitique* (Voir chap. VII); enfin, chaque semaine, prendre un grand bain, avec addition de *quatre* litres de son et de *cinq cents* grammes de sous-carbonate de soude.

§ 4. — *Du Pityriasis.*

Le pityriasis est une inflammation chronique de la peau de la tête, caractérisée par une desquamation ordinairement très-abondante, sans rougeur, sans suintement, sans nulle humidité, accompagnée de démangeaisons plus ou moins vives, compliquée dans la plupart des cas d'une alopécie plus ou moins

(1) Voir mon petit livre — *Propriété des plantes médicinales indigènes, avec leur application dans le traitement de toutes les maladies.*

complète, produite par l'arrachement pour ainsi dire mécanique des cheveux.

Cette maladie, toute bénigne qu'elle soit, altère la sécrétion des cheveux, lesquels deviennent secs, cassants, se décolorent et tombent sans efforts, sous la seule action du peigne. La dénudation se fait surtout remarquer aux points de séparation de la raie de la chevelure.

Les rayons trop vifs du soleil, l'emploi des peignes trop fins ou de brosses trop dures, par-dessus tout l'usage des préparations mercurielles ou l'abus des cosmétiques ou des eaux destinées à teindre les cheveux ou à les lustrer ; de longues maladies, de fortes douleurs névralgiques ; un sang dartreux, ou de vives affections morales sont, chacun à leur manière, autant de causes très-actives du pityriasis. De là, pour toute personne soucieuse de sa chevelure et de sa santé, la sage nécessité de rompre avec tout usage de toilette ou toute habitude de vie dont l'action ou les influences doivent, selon la science et l'expérience, leur être des plus funestes.

Traitement : tous les matins à jeun, boire un demi-verre d'eau fraîche dans lequel on aura fait dissoudre une cuillerée à café de sel gris de cuisine. Également chaque matin, faire sur le cuir chevelu, en écartant les cheveux pour ne pas trop les mouiller, une lotion avec de l'eau tiède de son et de mélilot, additionnée, par chaque litre, d'une cuillerée à soupe de sel gris de cuisine. Tous les soirs, onctionner le cuir chevelu avec gros comme une petite noix de la *pommade anti-calvitique.* (Voir chap. VII.) Toutes les semaines prendre un grand bain d'eau de son dans lequel on mettra *quatre cents* grammes de feuilles sèches de saponaire, ou *deux cent cinquante* grammes de carbonate de soude.

§ 5. — *De la Calvitie.*

La calvitie, qui est la privation naturelle, prématurée ou accidentelle des cheveux, ne présente, ni dans sa nature, ni dans ses symptômes, ni dans ses suites, rien d'aussi repoussant et d'aussi décourageant que le trichoma, ou que l'une ou l'autre des précédentes désorganisations du cuir chevelu. Mais malgré les apparences plus bénignes des ruines de la calvitie, cette affection ne dépouille jamais ses victimes sans leur laisser des déplaisirs bien amers et des regrets bien cuisants.

C'est l'âge ou certaine maladie qui produit, dans l'organisme, la calvitie, nom qui lui reste, si elle est uniquement l'œuvre des années : on la nomme alopécie, lorsqu'à un âge quelconque elle est le résultat accidentel de telle influence maladive.

Dans les deux cas, il y a également perte des cheveux ; mais à l'aide d'un bon traitement, on a toute chance de les voir repousser à la suite de maladie. On ne saurait d'ordinaire encourager un pareil espoir, quand il s'agit de têtes devenues chauves par les seuls ravages du temps, et, dès lors, pur charlatanisme que la menteuse promesse de rendre des cheveux de vingt ans à tous vieillards, quel que soit l'état constitutionnel de leur cuir chevelu. Si, à cause des années, le bulbe de ces cheveux s'est atrophié ; si les nerfs et les vaisseaux sanguins sont radicalement impropres à fournir les sucs essentiels à la végétation du cheveu ; si donc, dans le cuir chevelu, comme dans une lampe sans huile, il n'y a plus de vie, plus même d'éléments organiques pour la ressusciter, Dieu seul, en créant de nouveaux organes de toutes pièces, peut alors redonner des cheveux.

Mais, sauf ce qui est du ressort des miracles, l'homme de l'art est loin d'être sans ressources en présence de toute calvitie, surtout lorsqu'elle est due à certaines imperfections constitutionnelles. Alors, point de temps à perdre pour arrêter les tristes effets de cette dénudation ; car, au début, ce ne sont encore que des feuilles d'automne qui se détachent de l'arbre, parce que la température s'est abaissée, et que la séve nourricière manque. Qu'on vienne donc à y rappeler la chaleur, et à y faire abonder les principes nutritifs indispensables au renouvellement ou à la conservation de ces feuilles, on a, comme dans les climats privilégiés, ses lauriers, ses orangers, tous ses arbres et ses arbustes constamment ornés de feuilles, de fleurs et de fruits.

Or, n'est-ce pas par des causes similaires ou ana_
logues que les cheveux du corps humain sont atteints de faiblesse et de dépérissement ? Chez
l'homme d'âge, en effet, ou chez tout autre pourvu
d'organes imparfaits, que voit-on ? les tissus du
cuir chevelu sont plus ou moins altérés, et dès lors
plus ou moins impuissants pour remplir les fonctions
de la vitalité : les sucs essentiels aux cheveux manquent, et ces cheveux, qui devaient y puiser les
principes de leur végétation et de leur entretien, en
étant sevrés, tombent, faute d'aliments convenables
à leur conservation.

Plus d'un signe avant-coureur de cette chute fatale en signalent les prochains désordres. Les cheveux ordinairement se bifurquent ou se dévient, et
l'on éprouve à leur racine de l'inquiétude et des démangeaisons. Avertissement dont il faut tenir bon
compte, et qui presse de se mettre sérieusement à
l'œuvre, pour sauvegarder les avantages de cette
belle chevelure que le coup de peigne de chaque
matin menace d'éclaircir désormais d'une manière
désespérante.

User régulièrement de soins hygiéniques bien entendus ; tenir sa tête dans un parfait état de propreté ; y pratiquer des lotions émollientes, si la peau
est sensible ou fatiguée, et plus souvent toniques
pour exciter l'action des follicules pileux.

Régime trop simple, nous en convenons, pour suffire seul à remédier efficacement aux ravages de la

calvitie sénile. Comme cette infirmité tient à des altérations particulières à l'âge et au cuir chevelu, qu'il y a trouble dans la sécrétion des humeurs vitales ou suspension plus ou moins radicale de la circulation capillaire des nerfs ou des vaisseaux sanguins de la racine des cheveux, il faut raviver cette circulation, rétablir la peau dans les conditions de la fécondité naturelle, et, surtout, préparer aux cheveux les suppléments de nourriture qu'ils ne trouvent plus dans leur cuir chevelu.

Hors de là, le bon sens, la science et la nature protestent contre tout spécifique qui, sans pareilles propriétés, se vanterait d'opérer, sur une tête qui se dégarnit, une suprême restauration du cuir chevelu et de ses cheveux. Eh bien, où est-il ce remède souverain de la calvitie ? et qui le possède ? on le sait ; des légions de panacées, prétendues anti-calvitiques, crient, de toutes parts, et chacune à sa manière : C'est moi qui suis ce sauveur ! Mais cent fois les unes et les autres ont été mises à l'épreuve, et où sont leurs œuvres ? aucune ne remédie à rien, et n'empêche la chute des cheveux de se multiplier, partout, sans trêve, ni merci.

Nous indiquons, au chapitre VII, une nouvelle pommade anti-calvitique, laissant à la science, qui en a choisi les éléments, et aux vertus toutes puissantes de leur commune action, le soin de rendre à cette composition la justice qui lui est due.

§ 6. — *De l'Alopécie.*

Non-seulement les progrès de l'âge, mais de grandes perturbations organiques ou morales peuvent causer, même en fort peu de temps, les regrettables accidents de la calvitie, qui, en ce cas, se nomme alopécie ou calvitie prématurée.

L'alopécie n'attaque d'ordinaire qu'une partie des bulbes, et dépend tantôt d'une altération des follicules pileux, tantôt de l'altération de tout le cuir chevelu; celle-ci est la plus fréquente.

Les causes de l'alopécie sont en grand nombre. L'expérience signale les suivantes, comme les plus actives et les plus dangereuses : la malpropreté, la teigne, le plica, certaines maladies chroniques ou affections dartreuses du cuir chevelu ; l'abus des plaisirs sensuels, des travaux de cabinet trop prolongés, des maux de tête habituels, des suites de couches laborieuses, de vives émotions morales, la syphilis, l'emploi des médicaments mercuriels, et, plus qu'on ne pense, les cosmétiques ou toute substance irritante dont on se sert pour teindre les cheveux ou pour les usages de sa toilette quotidienne.

Dès que la calvitie prématurée tient le plus souvent à des causes accidentelles et connues, il est donc possible, avec des soins hygiéniques ou des habitudes convenables, de s'éviter les déplaisirs de cette funeste infirmité, ou au moins de ses plus déplorables conséquences.

Par exemple, ne se permettre aucune sorte d'excès, soit dans les fatigues trop énervantes du travail
de cabinet, soit dans les sensualités corporelles. —
Ne pas se faire esclave de violents chagrins ou de
grandes colères ; ne pas moins se garder des perfidies du mercure que des substances inconnues et si
meurtrières des cosmétiques ; donner à sa tête des
soins sérieux et réguliers, et en dégraisser les cheveux et le cuir chevelu, à des intervalles suffisamment rapprochés. Toutes pratiques excellentes, sans
doute, comme prescriptions d'une sage hygiène et
de puissante préservation. Mais, en s'y bornant, on
s'abuserait d'en attendre la guérison de son alopécie.
Malgré la différence des causes de la calvitie sénile
et de la calvitie accidentelle, les troubles de l'organisme se ressemblent, et leurs ruines sont les
mêmes. Il y a donc urgence et nécessité, dans d'aussi
grands maux similaires, de recourir aux grands remèdes de même nature ; par conséquent, de venir
en aide au cuir chevelu, par des moyens capables
d'en détruire les désordres organiques, et d'en rétablir les fonctions vitales qui peuvent seules fournir
les sucs et la vie des cheveux nouveaux qu'on désire.
On n'aurait, pour cela ; qu'à s'applaudir de l'usage
de la *pommade anti-calvitique* et de la *brosse électro-
magnétique*. (Voir ch. VII.)

L'alopécie, comme étant le triste fruit d'influences
délétères de diverses sortes, ne marche guère seule,
et peut même entraîner avec elle d'autres accidents

plus sérieux que celui de la dénudation de la tête.
Si donc il y avait maladie de la peau, si le cuir chevelu était en souffrance, si, par l'effet d'une cause
quelconque et dont on ne se doute pas, le sang se
trouvait appauvri, et peut-être radicalement vicié, les
lumières et les secours d'un médecin ne seraient pas
de trop, en pareil cas, pour combattre des maux
d'une nature si grave, et qui, négligés ou mal soi-
gnés, finiraient par désorganiser de fond en comble
le cuir chevelu et tout l'ensemble des plus robustes
constitutions.

§ 7. — *De la Canitie.*

La canitie, ou couleur blanche des cheveux, considérée dans ses phénomènes naturels ordinaires,
n'accuse aucune désorganisation capable de compromettre la santé et qui doive inquiéter. La canitie
trouble néanmoins et contriste bien amèrement les
infortunés qu'elle afflige de sa triste livrée. Quelle
douloureuse émotion, en effet, pour les lions ou les
reines des salons, quand ils viennent à surprendre, à
travers les reflets luxueux de leur superbe chevelure, ce premier et si maudit cheveu blanc qui menace de tout gâter. C'est que d'ordinaire cet intrus
n'est pas le signal de la seule décadence des cheveux, mais de la perte plus ou moins prochaine de
ces mille autres charmes et avantages qui sont l'u-
nique privilége du jeune homme et de la jeune dame.
Dès lors, on s'explique ces immenses sollicitudes qui

vont frapper à toutes les portes, demander à toutes les sciences, et prendre, de toutes mains, le spécifique qui doit, en faisant mentir les lois de la nature, tromper l'œil des plus indiscrets, et conserver, à l'aide de quelques servitudes de toilette, tous les succès et toutes les joies de ses cheveux d'un autre âge.

Mais qui connaît les miracles de leurs découvertes? Ce que tout le monde sait, c'est qu'on ne rencontre à chaque pas que des barbes grises et que des cheveux argentés. Cependant on dit qu'il y a bon nombre de chevelures blondes ou brunes qui ne se perpétuent que par artifice : elles possèdent la teinture qui efface, chaque matin, toute nuance insolite, et rend à leurs cheveux leur unique couleur de quinze ans. En sera-t-on longtemps plus heureux? A quel prix, pour sa santé, use-t-on du secret de ces grands complices de la coquetterie ? Notre chapitre VI révèle tous les mystères des cruelles séductions de ces cosmétiques : à chacun, en le lisant, d'avoir, pour sa plus sage gouverne, d'autres yeux et d'autres oreilles que ceux des idoles de l'*In exitu*.

La canitie est native chez les Albinos; elle est sénile chez les vieillards, et accidentelle quand certaine maladie ou de grandes fatigues du corps et de l'esprit l'ont produite.

Quoique les cheveux puissent blanchir à tout âge, et qu'on voie des jeunes gens avoir des cheveux très-gris, tandis que des vieillards conservent très-

tard les leurs, sans aucune altération, c'est d'ordinaire vers *trente-cinq à quarante ans* que se manifeste le phénomène de la canitie.

La couleur des cheveux hâte plus ou moins l'é-
poque de leur blanchiment ; les cheveux noirs, par
exemple, passent au blanc bien plus vite que les
cheveux blonds ; ceux-ci, chez tels individus, semblent, jusqu'à un âge très-avancé, ne rien perdre de
leur couleur primitive.

Les mêmes causes qui engendrent la calvitie ou
l'alopécie, déterminent la canitie. Les unes et les
autres ne sont que des effets de désorganisation
dans l'économie animale. Dans la calvitie, le cuir
chevelu, la tige des cheveux et les racines sont plus
radicalement altérés. C'est la moelle qui est la plus
affectée dans la canitie ; telle huile essentielle, tel
suc vital y manquent ; le principe colorant n'est plus
au complet, la couleur change et le cheveu devient
blanc.

Un grand chagrin, quelqu'accident grave, de profondes angoisses ont suffi bien des fois pour suspendre tout à coup certaine sécrétion, ou pour faire
naître dans le torrent de la circulation quelqu'acide
qui blanchit, à vue d'œil, toute une tête. L'on cite
un jeune homme qui, confondu parmi les victimes
de la Terreur et devant être supplicié le lendemain,
vit ses cheveux blanchir dans une seule nuit.

La reine Marie-Antoinette eut, à son tour, à ajouter les douleurs de ce même phénomène physiolo-

gique à tous ses autres martyres. En une des dernières nuits de son agonie du Temple, ses beaux cheveux blonds étaient devenus tout blancs.

Dans quelque circonstance, il n'y a qu'une faible portion des cheveux ou de la barbe, une mèche, par exemple, qui prenne la couleur blanche.

Bien qu'il soit constant que la barbe blanchisse plus tard que les cheveux, on remarque néanmoins qu'en coupant sa barbe souvent, on avance son blanchiment. On a même consigné cette observation, dans un article du Dictionnaire de médecine, que des personnes, qui portent d'habitude des favoris et des moustaches, peuvent les conserver très-noirs, tandis que leur barbe, pour être coupée tous les jours, devient assez tôt très-grise. Altération qui est due à l'épuisement du bulbe, déterminé lui-même par la végétation très-active et forcée d'une barbe qu'on rase, chaque matin.

Ce n'est pas seulement pendant la vie qu'on a constaté le changement de couleur dans les cheveux, on les a vus blanchir immédiatement après la mort ; et ce fait, qui a été parfaitement observé, n'est sans doute pas plus difficile à admettre que la végétation, plus connue et très-remarquable, de la barbe sur les cadavres.

Aux mêmes maux, les mêmes remèdes. Dès que les causes générales de la canitie et de la calvitie ont une commune origine, rien de plus rationnel que de combattre les ravages de leur infirmité respective par les mêmes modes de traitement et les mêmes soins hygiéniques.

Cette fois, notre pommade anti-calvitique et notre brosse électro-magnétique se garderaient bien de promettre plus qu'elles ne peuvent tenir. Vierges de tout mélange, à bases minérales, de plomb, de mercure, de bismuth, de céruse, etc., tous agents très-souverains pour opérer le blanchiment des cheveux, mais aussi très-dangereux, comme étant autant de poisons très-violents, nos produits ont repoussé leur aide et ont préféré, pour ne tuer personne, de renoncer à la clientèle des cheveux blancs.

Toutefois, notre *pommade anticalvitique* et notre *brosse électro-magnétique* ne sont pas sans propriétés et sans vertu très-puissantes pour rendre les meilleurs services, à l'époque même de la canitie. Cette infirmité n'est-elle pas le résultat de l'affaiblissement des organes de la tête et de la suspension ou de la diminution de telle sécrétion essentielle dans le bulbe du cuir chevelu ? Eh bien, notre pommade anticalvitique et notre brosse électro-magnétique ont précisément pour but de raviver ces fonctions organiques, d'en compléter les produits imparfaits par des suppléments de principes vitaux assimilables ; de là, dans le cuir chevelu, une nouvelle source d'activité et de vie, qui servent tout ensemble à la conservation indéfinie et des cheveux et de leur couleur primitive.

VI

INFLUENCE DE LA TOILETTE SUR LE SYSTÈME PILEUX.

Que d'usages bizarres, que d'abus étranges dans
la toilette des cheveux ! Partout, des routines, des
négligences ou des engouements qui, loin de songer
et de pourvoir à la conservation et à l'entretien d'une
précieuse chevelure, ne semblent avoir de souci ou
d'activité que pour en sacrifier les prérogatives et
tous les avantages.

A ce train-là, les cheveux, ces organes si intéres-
sants, au double point de vue de la santé et de la
beauté des humains, ne seraient donc, pour ceux-ci
ou pour ceux-là, que de vains objets, pareils à ces
jouets d'enfants livrés aux purs caprices de leurs
jeunes propriétaires, et qui en usent, comme on
sait, avec des licences dignes de leur souveraine in-
constance, caressant et maltraitant tout ensemble
leurs chères idoles, leur prodiguant mille tendresses

et ne voulant pas s'en séparer, pour les dédaigner et les briser sitôt après.

Ici, rien de décourageant, même au milieu des ruines, il n'y a de perdu tout au plus qu'une chétive pièce de monnaie ; mais, quand il s'agit des cheveux, tout ce qui leur nuit a toujours pour les négligents et les imprudents des conséquences déplorables.

Les exemples de ces douloureux déplaisirs ne manquent nulle part. Qui corrigent-ils ? S'il était question des trésors de sa cassette, et, à la pensée des nombreux ennemis qui les convoitent, on serait autrement prudent ; aussi, pour prix de sa vigilance, on garde, à peu de frais, les faveurs de sa fortune ; car chacun sait que, pour mettre sa caisse à l'abri de toute surprise désespérante, il en coûte cent fois moins de bien veiller sur son précieux dépôt, que d'avoir à le reconquérir après que le voleur s'en est emparé.

De même, quant à nos cheveux, mille influences, mille agents destructeurs, soit au dedans, soit au dehors de l'organisme, peuvent, non-seulement gâter et déshonorer les plus belles chevelures, mais compromettre et ruiner leur vitalité. Privés des soins intelligents et réguliers que les cheveux exigent, il faut qu'ils pâtissent, qu'ils s'étiolent, qu'ils périssent, comme le poisson sans eau, comme l'oiseau sans air, comme la fleur sans soleil. Or, une fois que la tige, que le bulbe, que la moelle de ces cheveux et leur cuir chevelu sont blessés, que la maladie règne,

que les symptômes inquiétants s'y multiplient, que
la vie de ces organes si essentiels s'en va, et que la
mort, qui n'épargne aucun être vivant sorti des lois
de sa nature, est près de tout détruire, pense-t-on
qu'il soit si facile de remédier à tant de ravages, et
que les traitements auxquels on s'assujettira sauve-
ront à temps ces victimes de nos maladroites négligences ?

Plaçons donc au premier rang des servitudes les
plus indispensables d'une toilette accomplie les
soins quotidiens qui sont dus à nos cheveux.

C'est ainsi qu'on l'entend, et que cela se pratique partout, à la ville comme aux champs. Les
exceptions, qui sont plus ou moins rares, révoltent
tous leurs témoins et provoquent toujours autant de
blâmes que d'antiphaties.

Qu'est-ce, en vérité, que le sans-gêne de ceux qui
se montrent sans estime de leur chevelure et qui,
au mépris des devoirs les plus vulgaires du savoir-
vivre, refusent à leurs cheveux jusqu'aux moindres
services ? Des habitudes de cette nature, en plein
désaccord avec les usages de tous gens bien nés, ne
révèlent d'ordinaire que des sentiments peu élevés,
que des instincts communs, que de tristes travers
d'esprit ou d'éducation qui vouent les coupables ou
les insouciants à toutes sortes de châtiments.

Mais, qu'on y prenne garde ; des soucis, au contraire, qui, chez le plus grand nombre, sacrifient
tout, à tort, à travers, au culte de leur chevelure, ne

suffisent pas non plus pour mettre même les plus zélés à l'abri de tout grave inconvénient.

Dès qu'il s'agit de la toilette de la tête, les abus ou les grandes négligences, qui y dominent, deviennent toujours la source ou l'occasion de quelque funeste mécompte. En pareil cas, il n'y a qu'une seule bonne méthode à suivre, celle qui est la plus conforme aux lois de la nature ou de l'organisme ainsi qu'aux véritables prescriptions de la science et de l'expérience.

Or, les meilleurs maîtres n'ont pas deux manières de voir sur tout ce qui touche aux usages et aux sacrifices de la toilette de la tête. Ces maîtres sont d'avis que, pour tous les âges, pour toutes les constitutions, l'extrême propreté, la tempérance et l'application bien entendue des règles d'une bonne hygiène répondent à tous les besoins et peuvent le mieux sauvegarder tous les intérêts des plus belles chevelures.

En théorie, point d'objections possibles contre d'aussi sages aphorismes, et tout le monde croit aux excellents fruits de leur fidèle observance. En est-il de même dans la pratique? Hélas ! très-généralement chaque coutume, chaque procédé semble prendre à tâche de gâter et de perdre tout ce qu'on se proposait d'embellir et de conserver. Voilà pourquoi ce qui en revient n'est trop souvent ni ce qu'on cherche, ni ce qu'on veut. Tirons-en la conséquence que, dans la toilette de la tête, comme en toute chose de sérieuse importance, il n'y a rien de plus utile et de plus nécessaire que de bien savoir ce qu'on doit faire et ce qu'il faut éviter.

Ce qu'on doit faire? Ce qui est fort simple, d'un exercice très-facile et parfaitement à la convenance de toutes les familles et de tout individu : Démêler, matin et soir, ses cheveux et y passer, de temps en temps, le peigne fin. Les séparer avec soin et à plusieurs reprises, pour y laisser s'établir une humidité suffisante, très-favorable au lustre et à la souplesse des cheveux. Les brosser ensuite avec légèreté, ce qui a le double avantage, en enlevant tout corps étranger, de nettoyer les cheveux et le cuir chevelu.

Ce qu'il faut éviter, c'est de se servir de brosses trop roides et d'abuser du peigne fin, principalement aux séparations de la chevelure, ce qui contribue à dégarnir la tête dans le sens de ces séparations, et partout où l'on a le plus violenté le cuir chevelu.

Ce qu'on doit faire, c'est, en serrant le moins possible ses cheveux, de les tenir doucement relevés, et de les disposer de préférence en larges bandeaux, afin de les présenter, sur une plus grande surface, aux bienfaisantes influences de l'aération. Si, par suite de certaines exigences, il faut les enrouler, le faire avec délicatesse, en les façonnant toujours mollement. Par conséquent, se bien garder de la mauvaise et très-commune habitude de tordre et de tourmenter ses cheveux de manière à casser le poil, à fatiguer le cuir chevelu et à altérer le bulbe lui-même;

avoir enfin toujours soin, après qu'on a serré ses cheveux, pendant le jour, de les laisser flottants, soir et matin. Ils se reposent, s'aèrent, reprennent leur élasticité, toutes choses très-utiles à leur conservation et à leur entretien.

Chaque soir, en couvrant sa tête, imprimer de bons mouvements et une direction convenable à ses cheveux, afin de prévenir tout mauvais plis, qu'on ne redresse qu'au risque de les briser.

Ne pas mouiller ses cheveux pour leur donner une fraîcheur qui n'est que passagère et qu'on n'obtient qu'en les rendant de plus en plus secs, cassants et plus sujets à tomber. Imiter encore moins les fantaisies de certains personnages qui se baignent largement la tête, matin et soir, et la plongent même dans l'eau froide ; ne pas oublier non plus que, dans les grands bains, il est très-prudent d'envelopper ses cheveux et de les isoler parfaitement. Renoncer surtout à toute frisure artificielle avec le fer chaud ; car la chaleur de ce fer a pour résultat certain de dessécher les cheveux, de les rendre cassants, et de gêner les fonctions du cuir chevelu ; ce qui peut devenir d'autant plus grave que la chevelure est plus sèche ou plus roide de sa nature et qu'elle se prête moins à de pareils artifices de toilette.

Préférer d'ordinaire des coiffures légères, perméables, tels que des bonnets de mousseline claire, ou de tulle, des filets. Les enveloppes de laine ont, de plus que les autres, l'inconvénient d'un frottement très-nuisible aux cheveux : elles passent même pour être l'une des causes les plus actives de la plique endémique chez les Russes et les Polonais.

Malgré leur forme très-aérienne, les chapeaux de femme peuvent encore fort souvent former un vêtement trop lourd ou trop chaud ; alors il a pour effet d'appeler à la peau une transpiration abondante, d'accumuler sur le cuir chevelu une matière grasse qui rancit ; et ces sécrétions, venant à se dessécher sous forme de graisse, nécessitent, pour l'enlever, des efforts de peigne qui brisent ou déracinent bon nombre de cheveux.

Le chapeau des hommes est peut-être encore plus funeste à leur propre chevelure. Par son poids, par son imperméabilité, par la pression qu'il exerce sur la tête, il joue évidemment, selon les plus doctes praticiens, un rôle fâcheux dans la calvitie. La pression de ces chapeaux, augmentée de leur poids, doit, en effet, gêner la fonction des artères, diminuer la circulation du sang et par suite la nutrition du cheveu, qui, en ce cas, se flétrit, se détache et tombe.

On a fait la remarque que les valets de chambre qui, par respect, restent découverts, conservent leur chevelure très-longtemps, tandis que les militaires, qui ont l'habitude de porter des coiffures lourdes et fort chaudes, sont chauves de très-bonne heure.

On pense encore que si, après certaines maladies, les cheveux tombent très-facilement et très-abondamment, cela tient à la nécessité d'avoir eu la tête couverte très-chaudement.

Cependant on serait sans excuse de tomber dans des accès contraires, comme de se condamner à subir, tête nue, les intempéries et les injures de l'air, ou l'action directe et trop vive de l'insolation. Les travailleurs des champs le font ; aussi sont-ils, de bonne heure, atteints de calvitie, et ne portent-ils guère que des chevelures très-communes.

Ce qui est plus déplorable, c'est le singulier empire que le plus vain des préjugés et la plus malheureuse routine exercent sur une foule de mères de famille, les entraînant à dépouiller la tête de leur enfant de sa chevelure déjà riche et belle, et cela dans le faux espoir de voir se reproduire une chevelure plus longue et plus fournie.

Mais, pour sa longueur et pour ses autres plus rares qualités, toute chevelure n'est-elle donc pas fatalement en rapport avec la force, la vigueur et la nature constitutionnelle de chaque individu, comme, sur un arbre bien ordonné, les branches sont en rapport avec l'arbre ? Or, dès que la chevelure, ainsi que tous les organes humains, a des limites et subit des lois qu'il n'est pas donné de dépasser, à quoi bon recourir à un expédient sans vertu, pour satisfaire des arrangements contre nature ? On y perd de beaux cheveux que le temps peut-être ne rendra plus que moins parfaits. Chose certaine, c'est que, plus d'une fois, l'expérience a prouvé que dans une même famille, entre deux sœurs, la plus belle chevelure des deux était bien celle qui avait été respectée dans l'enfance.

Toutefois, si, après quelque maladie grave, l'alopécie en était la conséquence ; ou si, sans troubles apparents dans l'économie, les cheveux languissent, dégénèrent et se dégarnissent ; ou si la chevelure est trop abondante et semble en disproportion absolue avec les forces de l'individu, rien de mieux que d'éclaircir tels cheveux, et même de les couper, mais jamais les raser. Le tranchant du fer n'a rien que d'hostile pour le cuir chevelu.

Ces diverses pratiques n'ont sans doute, de leur fond, rien de bien neuf, rien surtout qui alarme, ou dont on ne puisse sans peine faire son profit.

Mais, dans la toilette de sa tête, personne ne se contente ni du peigne, ni de la brosse, ni des coiffures les plus hygièniques, ni de tels artifices capables de donner la plus jolie forme à ses cheveux.

Serait-ce là le fait d'une coquetterie sans excuse, ou de la mode qui soumet tout à ses caprices ? Soyons juste : il y a partout, dans les cheveux, des imperfections ou des ruines d'autant plus odieuses et plus insupportables que leurs blessures, leurs défauts et leurs déplaisirs ne disparaissent pas sous la simple action de l'eau fraîche, ou des dents d'ivoire, ou des doigts d'artiste.

On a des cheveux trop gras ou trop roides ; on a des cheveux trop secs ou trop humides ; on a des cheveux mats, ternes ou d'une couleur plus dessinée qui déplaît ; on a parfois des cheveux qui se collent par paquets, ou qui sécrètent une malpropreté qui semble déteindre ; on a, hélas ! des cheveux qui blanchissent ou qui tombent ; et ces ravages du temps, ou ces fatalités de la nature ont servi, chez tous les peuples, à faire le désespoir de toutes leurs victimes.

Aussi, jadis comme aujourd'hui, comme toujours, qui n'a remué ciel et terre pour y surprendre quelque suprême spécifique de ces fléaux de la tête humaine ? Plus que tous autres, des industriels, à l'infini, se sont mis à l'œuvre, et ont, de siècle en siècle, épuisé les plus habiles manœuvres de l'alchimie pour en sortir le souverain réparateur tant désiré. Plus leurs produits étaient d'une nature excentrique et incroyable, plus, à ce qu'il paraît, les générations comptaient sur leurs vertus enchanteresses et se montraient ardentes à devenir la dupe de leurs vanteries. Si, par exemple, on n'avait la parole d'auteurs très-respectables pour nous en faire l'histoire et nous le certifier, qui devinerait le singulier attrait de nos grand'pères et de nos grand'mères pour les divers cosmétiques de leur époque respective ?

S'agissait-il de faire repousser les cheveux ? Depuis Cléopâtre, qui recommandait la graisse d'ours, on a successivement essayé tous les corps gras possibles : les huiles de laurier, de noix, d'aspic, d'aurone, de genièvre ; les graisses de canard, de taupe, de serpent, et surtout de vipère ; on a expérimenté les cendres de sarments, d'avelines, de châtaignes, de noyaux de pêches, de *capilli veneris ;* celles de grenouilles, de lézards verts, de mouches cantharides, etc., etc. Il y avait de plus, parmi les plus secrets de ces remèdes, l'eau de chanvre, l'huile de *Benedicte* de Léonard de Fioraventi, et l'or potable, selon la formule de Fumavel.

Voulait-on lustrer ou changer la couleur des cheveux? On y employait le foie de corbeau, la fiente d'hirondelle, l'eau vénitienne de Bionda, l'alun et le savon de Venise, les cendres de l'écorce de bois de lierre, la garance, les lupins cuits dans de l'eau, avec une dissolution de nitre, le tartre blanc, les fleurs de *tapsus barbatus*, etc.

Préférait-on des cheveux noirs? En Grèce même, on se servait déjà, pour noircir les cheveux, de l'huile de Cade et de la noix de Galle. Plus tard on y a ajouté des préparations de plomb; des œufs de corbeau, des hirondelles putréfiées, des germes de peuplier noir, de la coloquinthe, de l'urine d'un chien, gardée pendant six jours, etc., etc.

Grâce à Dieu, ces niaises ou révoltantes extravagances d'un autre âge ont fait leur temps! Mais ce que la chimie mercantile de nos jours y a substitué, vaut-il mieux? Elle non plus ne s'est pourtant pas endormie à la besogne, car elle inonde les vitrines de nos magasins de parfumeries de ses *fards*, de ses *blancs*, de ses *carmins*, de ses *essences*, de ses *huiles*,

de ses *moelles*, de ses *pommades*, de ses mille *cosmétiques*. Reste à savoir quel est, pour la conservation et l'embellissement des cheveux, l'efficacité de
ces nouvelles panacées.

Or, cette foule, si justement soucieuse de sa chevelure et toujours en quête de tout pour en sauvegarder les avantages inestimables, connaît-elle bien
les piéges qui lui sont tendus dans les objets même
les plus recherchés et les plus en usage pour la toilette de sa tête ?

Dans le boudoir de la femme du monde, par
exemple, tout porte les signes des goûts les plus
délicats et des habitudes les plus luxueuses ; ici, nul
calcul avec la quantité des plus riches produits de
la parfumerie ; tous sont les bienvenus, et plus on
en possède, plus on s'applaudit de n'avoir pas moins
bien servi les intérêts de sa dignité que les espéran-
ces de sa coquetterie.

Mais si, dans ces huiles si suaves, si dans ces poudres si odorantes, si dans ces pommades si onctueu-
ses, qu'on prodigue, sans mesure, au succès de ses
vanités, il s'y cachait d'effroyables perfidies ? Si les
substances les plus actives et les plus meurtrières
formaient les bases essentielles de ces dangereux
cosmétiques ? si donc, au lieu de n'être, selon leurs
réclames, que des réparateurs et des bienfaiteurs,
ces cosmétiques n'étaient, en réalité, que des empoi-
sonneurs, devraient-ils encore, ces favoris tant ac-
clamés, conserver la confiance qu'ils usurpent, fus-

sent-ils même capables de réussir un jour, ou à colorer tels cheveux imparfaits, ou à les rendre plus moelleux et plus brillants, ou à raviver la végétation de telle chevelure en décadence ? Car, hélas ! le vain souvenir des triomphes de la veille se trouverait-il suffisamment compensé par les chagrinantes désorganisations du lendemain ?

Nous le savons, et, quoiqu'on en dise, les cosmétiques n'ont pas moins la vogue et resteront à la mode ; devenus partout et pour tous comme des objets de première nécessité, on en veut et il en faut, quoiqu'il advienne. D'ailleurs, qui s'inquiète des dangers de leur usage ? Est-ce que des plumes, très-habiles et très-intéressées, dit-on, ne les patronent pas, en style qui exalte les imaginations les plus calmes et fascine les esprits les plus prudents ? C'en est assez pour que tout le monde se rassure et se fasse le client esclave de pareilles drogues, en attendant qu'il en soit la victime.

Notre zèle nous égare peut-être, et, à ce compte, les avertissements de notre vieille expérience ne seraient plus que l'écho de préjugés et d'accusations sans bonne foi !

Écoutez, cher lecteur : voici, sur les amalgames des cosmétiques, la parole de maîtres dont l'autorité fait loi ; et, qu'on le remarque bien, chez ces maîtres, point de calcul, de jalousie de métier ; nul autre souci que celui de vulgariser la vérité et de protéger les grands intérêts de la santé publique.

Interrogeons d'abord M. le docteur Trousseau, M. le docteur Réveil, M. Chevalier, chimiste : ce sont vraiment là des noms qui portent avec eux tous les gages d'une science assez complète et assez sûre pour mériter toute confiance.

Selon M. le docteur Trousseau, l'application sur la peau du *minium*, du *blanc de céruse*, du *cinabre*, ne peut se faire, sans exposer les imprudents qui en usent aux suites inévitables de l'absorption de ces préparations ; et ces suites sont la colique de plomb, les paralysies saturnines, la salivation, la cachexie mercurielle.

Les effets qui peuvent résulter de l'emploi des substances actives, mises en usage pour teindre les cheveux, les cils, la barbe, ne sont pas moins dignes d'attention, puisqu'ils présentent des inflammations graves du cuir chevelu, de la face, des yeux.

Comme M. le docteur Tardieu (Dictionnaire d'hygiène publique), M. le docteur Trousseau a signalé la présence de l'arsenic dans les *dépilatoires* et dans les blancs de *bismuth* ; pour eux, bien d'autres cosmétiques ne sont pas moins redoutables à cause de l'*oxalate d'argent*, des *mercuriaux*, de la *chaux*, de l'*alun*, des *sels de plomb*, etc., qui y abondent plus ou moins.

M. le docteur Reveil, en homme qui veut déchirer d'un seul coup tous les voiles et faire la lumière pour tous, va, sans prévention, sans choix, prendre, dans soixante de nos parfumeries, soixante échantillons de leurs cosmétiques les plus renommés, les soumet aux plus rigoureuses analyses de la chimie, et les trouve tous dépositaires de principes toxiques des plus compromettants pour le bien-être et la vie même de l'homme.

A l'aide d'aussi délicates et d'aussi savantes recherches sur les combinaisons des cosmétiques, qu'est-ce que M. Chevalier démêle, à son tour, dans tous ces produits de *blancs*, de *rouges*, de *poudres*, de *crèmes*, d'*eaux*, etc., offerts à la crédulité publique? Chacune de ses découvertes est effrayante de lumière et de vérité, car rien de comparable aux révélations que lui font la plupart de ces cosmétiques; mais en vain l'audace de leurs attentats contre la santé publique est-elle sans mesure, et le flagrant délit de leurs licences est-il constaté par la science la plus positive, personne n'en voudra tenir compte, et l'honnête homme, en pareil cas, perd son temps à publier les leçons et les avertissements de son expérience. Dans un certain monde, la tyrannie de la mode et la force de l'usage seules ont toujours raison.

Cependant les blancs de plomb, le rusma des Orientaux, vingt fards seront-ils moins pernicieux et feront-ils moins de victimes? Malheur surtout aux amateurs de blanc de plomb! Son action n'épargne aucune des parties de l'organisme, et leur ramollissement en est le résultat le plus ordinaire. La moelle épinière en est la première blessée, et, par suite, tous les organes qui en dépendent. Les fonctions respiratoires sont paralysées, la circulation capillaire ralentie et la vitalité de la peau pervertie. L'exhalation cutanée ne s'opérant plus, les produits destinés à être éliminés sont résorbés et reportés dans le torrent de la circulation. De là, des perturbations générales dans les intestins, dans les muscles abdominaux, dans tout l'ordre physiologique, avec crainte, pour chaque appareil, de les voir subir des lésions organiques ou contracter des nevroses capables de compromettre l'existence. Ajoutez à ces désordres de l'intérieur le gonflement des paupières, la carie des dents, des rides sèches et profondes, des rugosités et des détritus furfuracés sur tout le corps ; et, à la pensée que tant de calamités sont le fait d'un seul de ces cosmétiques qui encombrent nos cités et jusque nos hameaux, chacun se redira sans doute, avec M. Chevalier : Quand partout la loi met, avec raison, des entraves sévères à la vente des poisons, comment se fait-il que la vente de telles préparations industrielles, qui renferment les principes toxiques les plus funestes, soit si libre ?

Aussi les spéculateurs profitent-ils largement du bénéfice de tant de tolérance, et ils en usent avec une assurance cupide qui n'a d'égale dans son effronterie, disent Merat et Delens (*Dict. univ. de matière médicale*), que la stupidité de ceux qui s'y laissent prendre.

Que dé bruit vraiment, et que dé prodiges d'habileté dépensés en tous lieux, pour offrir et faire accepter ses produits, venus de Jouvence en droite ligne! A croire ces industriels, « le lait virginal, la » crème de beauté, l'eau de Ninon, le trésor de la » bouche, la pommade des sultanes, le fard d'Aspa- » sie, etc., etc., et mille autres d'une vertu plus » secrète encore, vous effaceront les rides du visage, » rendront votre teint fleuri, comme dans cette ado- » lescence si regrettée, vous donneront des cheveux » abondants et de la couleur qui vous sera agréable, » des lèvres de rose, des chairs fermes, etc., etc.; » avec de telles ressources, on peut dire qu'on n'a » pas d'âge.

« Mais, cruel retour! ces mystérieux moyens, loin » de procurer le moindre avantage durable, sont » suivis de désordres pires que ceux auxquels on » voulait remédier; de dupe, on devient *victime*. » Cette peau, qui devait être élastique et souple, reste » sèche, rude; les lis et les roses font place à un » teint plombé; ces lèvres de carmin deviennent li- » vides, etc.

« Ces inconvénients sont parfois bien autrement » graves; car, dans ces composés, à côté de substan- » ces innocentes, les eaux de rose, de plantin, de » fleurs d'oranger, de fraises; à côté du baume de la » Mecque, du foie de grenouille, de l'huile d'amandes » douces, de la chair de concombre, etc., il entre » des matières végétales et minérales très-nuisibles : » du *tanin*, des *acides*, des *sels de plomb*, du *nitrate*

» *d'argent*, du *sous-nitrate de bismuth*, et jusqu'à
» des *préparations arsénicales*. Aussi voit-on fré-
» quemment des transpirations interceptées , des
» éruptions répercutées par la farine et le plâtre,
» selon l'expression de Boileau, donner lieu à des
» maladies diverses ; ici certaine dyspnée, là un
» ptyalisme, plus loin une ophthalmie, ailleurs la
» phthisie même, etc., qui naissent de l'emploi de
» ces matières intempestives et nuisibles. Enfin, rien
» n'est plus commun que de voir Ninon devenue
» borgne et Aspasie édentée. » (Dictionnaire cité.)

Allez ! allez ouvrir les cartons de la 6$_e$ chambre, jugeant en police correctionnelle (10 novemb. 1859), contre deux parfumeurs, pour livraison de *cosmétiques*, de *fards* très-connus et très-courus, et dont, cette fois, les effets avaient été des plus désastreux ; car, après l'usage de ces fards, deux artistes furent atteints d'accidents qui présentèrent tous les caractères de l'empoisonnement. Ces artistes tombèrent dans une espèce de langueur à la suite de laquelle il y avait perte de mémoire, trouble dans l'intelligence ; de l'enflure se manifestait sur leurs bras et sur leurs mains ; l'un d'eux même, le sieur Darny, aurait été en danger de mort.

Lors de l'audience, il fut établi que les produits saisis étaient des mélanges contenant : 1° du carbonate de plomb, 2° du nitrate et de l'oxychlorure de bismuth ; sur quoi les deux parfumeurs furent condamnés chacun à trois mois de prison et 500 fr. d'amende.

Non, sans doute, tous les fruits de la grande famille des cosmétiques ou des fards ne sont pas dangereux au même degré ; mais, pour ne pas avoir leur place parmi les plus malfaisants, pour être, en apparence, plus anodins, pour agir en sournois, pour nous endormir plus longtemps dans une fausse sécurité, un jour pourtant les plus innocents de ces perfides caméléons, comme la goutte d'eau qui tombe sans cesse sur la même pierre, n'auront pas moins accompli les plus tristes ravages dans tout l'organisme. C'est que, malgré le choix des principes de leur amalgame, ces funestes auxiliaires ont toujours l'inconvénient, ou d'irriter les muscles qu'ils pénètrent, et de là, des dartres farineuses et de douloureuses démangeaisons ; ou d'accumuler des détritus de décomposition qui, venant à se mêler avec les sécrétions naturelles du cuir chevelu, forment un dépôt propre à pourrir le bulbe des cheveux ; ou enfin, par l'effet de telle action astringente, de resserrer les pores de la peau, et, en suspendant la transpiration insensible si nécessaire à la santé, d'amener des rhumes de cerveau, ou quelqu'une des névralgies, aussi tracassières qu'inexpliquées.

Plus d'un de nos lecteurs, qui dédaignent peut-être les produits de la parfumerie, s'en félicitent et se rassurent ; car, tout en se pliant aux louables servitudes de la toilette de leur chevelure, ils n'y emploient, se disent-ils, que des agents de leur choix et tous d'une nature très-inoffensive. Mais, que

6.

valent leurs *huiles*, leurs *graisses*, leurs *essences*, etc., pour répondre à leurs plus douces fantaisies? Quelle vertu renferment ces auxiliaires pour préserver leurs cheveux de tous accidents, pour y entretenir la vigueur de leur végétation et pour les maintenir dans le bel ordre de leurs plus heureuses qualités? En général, on ne s'inquiète pas de ces choses-là, et, sans qu'on s'en doute, on prend des habitudes qui, sans rapport avec les lois de l'organisme, font au moins perdre les avantages certains qui seraient toujours le prix de soins plus éclairés et plus efficaces.

De tout ce qui précède, faut-il conclure qu'il n'y a ni régime hygiénique, ni spécifique salutaire pour arrêter les ruines ou remédier aux défauts des cheveux? Tel n'a pas été l'avis des plus grands maîtres. Pline le naturaliste, à la suite de tant d'autres, enseignait que la nature, cette bonne mère, tenait toujours en réserve le vrai remède à tous les maux de l'humanité, mais laissant à la science, à la sagacité et à l'expérience des plus sages à trouver chacun des sauveurs des misères humaines.

Fort de cet encouragement, nous nous sommes mis nous-même à l'œuvre, et qu'en est-il résulté? Pour s'en assurer et estimer à leur juste valeur les précieux spécifiques qui sont le fruit de notre zèle et de nos bonnes volontés, qu'on lise, sans prévention, notre chapitre suivant. Mais, quoi qu'il advienne de ce jugement public, nous avons au moins le droit de certifier que rien n'a été laissé au hasard dans le

choix et la préparation des produits de nos sollicitudes médicales, et que tout y est combiné et réuni
de telle sorte, qu'eux seuls suffisent pour satisfaire
aux plus gracieuses et aux plus utiles exigences de
la toilette de la tête.

VII

POMMADE ANTI-CALVITIQUE ET BROSSE ÉLECTRO-MAGNÉTIQUE, NOUVEAUX SPÉCIFIQUES TOUT-PUISSANTS POUR CONSERVER INDÉFINIMENT LES CHEVEUX ET LE CUIR CHEVELU DANS LEUR PLUS PARFAIT ÉTAT DE VITALITÉ ET DE BEAUTÉ.

Nous en convenons volontiers ; demander à la nature, à la nature seule, *un*, *deux* nouveaux objets de toilette, qui, sans traîner avec eux aucun des dangers de leurs devanciers plus ou moins similaires, réuniraient néanmoins, pour les divers services de la toilette de la tête, toutes les puissances et les qualités hygiéniques dont se targuent les plus fameux cosmétiques, c'était là, après tant d'essais infructueux comme une énigme du Sphinx à démêler, un nœud gordien à découdre, une panacée inouïe et presque la pierre philosophale à découvrir.

En songeant à la foule des infortunés venus, dans notre cabinet de consultations médicales, chercher soulagement et guérison des plaies que leur avait causées l'usage ou l'abus des cosmétiques de notre temps, rien ne nous a plus découragé.

Mais, pour marcher à coup sûr dans la voie de nos intéressantes recherches, que fallait-il? deux choses comme conditions essentielles et fondamentales, comme gages rationnels et certains de tout sérieux succès; il fallait la connaissance physiologique des organes qu'il s'agissait de sauvegarder, et le choix intelligent des agents protecteurs qui, dans leur usage, répondissent, de toutes manières, aux besoins naturels de ces organes.

En dehors de cette science et de ce respect du sens commun, on ne pouvait plus que s'égarer soi-même et se résoudre à tromper les autres.

Non, tels et tels spécialistes, en combinant leur formule de cosmétiques, ne se mettent pas à l'œuvre avec la mauvaise pensée de se jouer des plus chers intérêts de l'humanité; l'espérance des grasses recettes les entraîne bien un peu, mais ce qui les rend coupables, sans y songer, c'est, presque chez tous, leur complète ignorance de la science du physiologiste et du thérapeutiste. Or, dans leurs ténèbres, étant réduits à ne préparer leurs remèdes qu'en aveugles, que pourrait-il sortir de là de bienfaisant et d'efficace pour des organes qui ont leur vie propre et absolue, et qui, pour être bien conservés ou bien soulagés, ne veulent que des secours et des soins rigoureusement appropriés aux lois de leur véritable nature ?

Entraîné par la logique de ces méditations, et après avoir mis à contribution nos connaissances en histoire naturelle, en physique, en chimie, en thérapeutique, en matière médicale et en physiologie, nous nous sommes arrêté à ces deux projets : l'établissement *d'une brosse électro-magnétique* et la composition *d'une pommade anti-calvitique.*

Sauvegarder tout ce qui est sain dans les cheveux, en accroître les principes de vitalité et donner à leur tige, à leur couleur, à leur forme, le cachet de distinction des plus belles chevelures ; maintenir le cuir chevelu dans l'action la plus régulière, la plus parfaite de ses fonctions incessantes, et le protéger, au dehors et au dedans, contre toute influence capable de lui nuire ; tels sont, en somme, les principaux avantages qui résultent de l'usage de notre *brosse électro-magnétique* et de notre *pommade anti-calvitique.*

Dans un de nos autres petits ouvrages (1) nous exposons en détail tout ce que cette brosse électromagnétique renferme de puissance hygiénique pour nous préserver et pour nous délivrer d'une foule de maladies. Ici, il ne s'agit que de la toilette de la tête, et il suffit de savoir que notre brosse concourt, avec d'immenses faveurs, à compléter et à perfec-

---

(1) Nouveau Trésor de la santé, ou moyen simple et infaillible de se préserver et de se guérir soi-même d'une foule de maladies, par le Docteur Th. Dumont. Chez l'auteur.

tionner les meilleurs soins de cette toilette. Comment en douter ? Les faisceaux de cette brosse, composés d'étoffes, et saturés d'électricité, permettent d'opérer sur le cuir chevelu les plus douces et les plus énergiques frictions ; non-seulement tout ce qui est étranger ou incommode aux organes frictionnés doit disparaître ; mais que de vertus hygiéniques ou curatives ces frictions ne font-elles pas parvenir jusque dans les replis les plus intimes de notre organisme ? « Qui donc, disons-nous dans notre ouvrage » cité, qui donc serait en droit de limiter ou de dé- » terminer le mystérieux empire que le fluide élec- » trique d'une pareille brosse peut avoir sur notre » économie animale ? A considérer ce fluide dans la » nue, n'est-ce pas la foudre ? dans l'espace, n'est-ce » pas la lumière, la chaleur, le mouvement perpé- » tuel ? et en nous, qui sait ? c'est peut-être notre » vie nerveuse, toute notre vie organique. »

Or, en présence de ces données de la science, on ne se hasarde plus, sans doute, quand on en conclut qu'un agent de la nature de notre brosse électro-magnétique doit avoir mille influences bienfaisantes dans la toilette de notre tête.

Mêmes services à attendre de l'action spéciale et toute féconde de notre *pommade anti-calvitique* ; c'est qu'elle aussi n'est pas l'œuvre impuissante des amalgames capricieux du laboratoire. Basée sur la science et les lois physiologiques de l'organisme, aucun des éléments qui composent cette pommade, aucun de ses principes ou aucune de ses molécules qui n'ait une propriété d'assimilation avec la nature intime de nos cheveux, et qui, dès lors, ne leur convienne sous les divers rapports, ou de leur conservation, ou de leur repoussement, ou de leur plus énergique végétation, ou de leur plus bel entretien. *Utile dulci* : l'utile et l'agréable; c'est la vraie devise de notre *pommade anticalvitique*, et elle la justifie sans réserve et sans peur d'aucune sérieuse contradiction.

Une pratique de plusieurs années et des applications très-nombreuses nous ont toujours valu les plus reconnaissantes félicitations. Entre mille de ces honorables témoignages, ne citons que ce dernier : Après de longues et cruelles souffrances, M. X., de Lyon, était devenu chauve. C'était là le moindre de ses soucis, et, tout occupé de ses autres traitements, il n'entendit user de ma pommade et de ma brosse que comme d'un passe-temps sans conséquence; mais, après quelques semaines d'exercice sur son crâne nu, la brosse et la pommade n'avaient pas moins tenu mes promesses. Le sommet de la tête de M. X. était recouvert d'un épais et vigoureux duvet à jeter tous ses amis, m'écrit-il, dans la plus vive surprise et à les disposer tous à vouloir, chacun, leur brosse électro-magnétique et leur provision de pommade anti-calvitique.

« Partout, ajoute M. X., on en ferait autant, si les » propriétés de votre pommade étaient bien con-

» nues ; et il déclare que, lui, la tient pour aussi
» utile et aussi nécessaire aux cheveux que l'eau
» l'est aux plantes. »

CONCLUSION PRATIQUE.

Les bonnes ou les mauvaises qualités des cheveux, leurs aspects les plus enviés, leur force, leur longueur, leur finesse, leur éclat, leur couleur, leur souplesse, ainsi que leurs plus tristes imperfections, tout, dans le cheveu, dépend de la nature plus ou moins parfaite et de l'abondance des sucs nutritifs que le cuir chevelu lui fournit.

Il importe donc infiniment de pourvoir au bon entretien du cuir chevelu, en le maintenant dans les conditions normales de son rôle naturel : faciliter son aération suffisante et la juste mesure de ses fonctions exhalantes ; le soustraire aux extrêmes de la chaleur ou du froid, et surtout le préserver des dangereuses influences de la malpropreté. Par là, en conservant l'intégrité et la netteté de l'épiderme, on contribue très-efficacement à la plus régulière végétation du cheveu.

Mais quelque utiles que soient ces sollicitudes hygiéniques, leur succès, pour être complet, suppose un cuir chevelu exempt de toute infirmité, de toute imperfection radicale. Or, cette grande faveur de la fortune est extrêmement rare. Si donc le cuir chevelu est blessé dans son germe générateur, s'il y cache quelque altération essentielle, s'il y manque de cette chaleur et de cette matière grasse qui peuvent faire les beaux cheveux, les rendre abondants, les assouplir et leur imprimer tout cachet de distinction, et si, par suite de tels défauts, naturels ou accidentels, ces cheveux, privés de leurs sucs nutritifs indispensables, perdent les riches priviléges de leur couleur ou de leurs autres qualités les plus estimées; si ces cheveux, amaigris et dégénérés, tombent, sera-ce avec des soins ordinaires, avec des manœuvres impuissantes ou avec des cosmétiques sans éléments réparateurs, qu'on détruira les causes de pareils désordres organiques et qu'on en réparera les ruines? L'espérer, c'est compter sur des résultats contre nature, c'est vouloir l'impossible.

A des cheveux sains et parfaits, il faut de la vie, toujours de la vie, qu'ils puisent sans relâche dans les mystérieux réservoirs de leur bulbe et de l'air; à des cheveux imparfaits ou malades, il faut plus que jamais de la vie, et cette fois, prise au dehors, puisque leurs sources naturelles sont lésées ou insuffisantes au dedans; il faut à ces cheveux une application d'auxiliaires assimilables qui rappellent cette vie et la remettent en pleine activité, si elle n'est seulement que languissante ou qu'engourdie, et qui, en tout état, l'accroissent et la perpétuent dans tous ses premiers charmes et dans chacun de ses avantages organiques.

La *pommade anti-calvitique* et la *brosse électro-magnétique* font ces promesses, prennent ces engagements, et la plus sérieuse expérience prouve qu'ils les tiennent.

Point de servitudes désagréables, ni gênantes, ni onéreuses dans l'emploi de cette pommade et de cette brosse ; tout y est gracieux, pour l'odorat comme pour l'œil, et très-facile pour le service de la main.

VIII

COMPOSITION ET PRÉPARATION DE NOTRE *pommade anticalvitiqve* AVEC SES DIVERSES APPLICATIONS ET LA MANIÈRE DE S'EN SERVIR.

Personne qui ne désire et ne soit bien aise de connaître la nature et la valeur des divers agents dont on attend la conservation et l'embellissement de sa chevelure. — Rien de notre part ne s'oppose à vulgariser, sur ce point, les secrets de nos études et de nos longs travaux, et nous allons, sans efforts, livrer aux amateurs la liste complète des simples et des auxiliaires dont se compose notre pommade anticalvitique. A d'autres, le succès des vogues empiriques, que rien ne justifie ; et à nous, avant tout, les mérites de la lumière pour tous.

Composition et préparation de notre pommade anticalvitique.

Prenez: Fleurs fraiches de *lilium convallium*. 2 parties.

—	Feuilles fraîches de *balsamita suaveolens*.	*id.*
—	Fleurs fraîches de *rosa gallica*.	*id.*
—	Feuilles fraîches de Céline ; *mélissa officinalis*.	*id.*
—	Feuilles fraîches de Farigoule ; *thymus vulgaris*.	*id.*
—	Feuilles et fleurs d'Encensier ; *rosmarinus officinalis*.	*id.*
—	Sommités fleuries et fraîches de *thymus serpyllum*.	*id.*
—	Fleurs fraîches de *chamæmelum, anthemis nobilis*.	*id.*
—	Sommités fleuries et fraîches de *lavandula vera*.	*id.*
—	Fleurs fraîches de Balaustier ; *punica granatum*.	*id.*
—	Feuilles fraîch es d'*artemisia abrotanum*.	*id.*
—	Feuilles fraîch es d'herbe aux ladres ; *veronica officinalis*.	*id.*
—	Chatons mâles de *juglans regia*.	*id.*
—	Fruits vert du *juniperus vulgaris*.	*id.*
—	Feuilles fraîche s d'*ocimum basilicum*.	*id.*
—	Feuilles fraîche de *salureia hortensis*.	*id.*
—	Feuilles fraîche d'Ésohh des Hébreux ; *hyssopus offi cinalis*.	*id.*
—	Fleurs fraîches de Chironie ; *chironia centaurium*.	*id.*
—	Bourgeons frais de *populus nigra*.	4 parties.
—	Feuilles fraîche s de thé d'Europe ; *salvia officin alis*.	2 —
—	Racines fraîches et concassées d'*iris florentina*.	32 —

Toutes ces plantes doivent être fraîches, et en

parfait état de maturité ; après les avoir coupées bien menues, on les met dans un flacon à large ouverture, de la contenance de trois litres ; on verse dessus 125 parties d'alcool aromatique jaune ; on bouche le flacon, et on laisse macérer ce mélange, pendant six jours, en ayant soin de l'agiter deux fois par jour ; ensuite, on retire toutes ces plantes, qu'on place dans un mortier de marbre et on les pile ; en les remettant dans le flacon, on y ajoute 750 parties de panne fraîche de porc mâle, bien découpée et bien lavée dans de l'eau distillée de roses ; 30 parties de beurre de Muscade, également coupé en petits morceaux ; 720 parties d'huile fraîche d'amandes douces ; 20 parties de cire vierge nouvelle, et 100 parties d'huile fraîche de *palma-christi* ; on fait bouillir le tout doucement au bain-marie, pendant 12 heures ; on le passe à travers une chausse, et, après en avoir remis le produit dans le mortier de marbre, on le remue avec un bistortier en bois jusqu'à refroidissement ; alors on y joint, par petites portions :

Huile d'ognons rouges.	4 parties.
Huille essentielle de moutarde noire.	2 —
Teinture concentrée de baume du Pérou.	20 —
Baume de Fioraventi.	4 —
Extrait odorant de mille fleurs.	10 —
Glycérine blanche.	225 —

On mêle ; ensuite il faut bien battre le tout, pendant quatre heures, afin d'obtenir le parfait mélange de tous les éléments, et de donner plus de finesse à la pommade ; cette pommade, étant ainsi préparée, il n'y a plus qu'à la déposer dans des pots.

D'une couleur verdâtre et d'une odeur agréable, cette pommade peut se conserver une année sans subir d'altération ; rien de plus puissant et de plus efficace que la propriété qu'elle possède de faire repousser les cheveux, de leur donner du brillant, de la souplesse et d'en conserver la couleur naturelle jusqu'à l'extrême vieillesse.

Diverses applications de la pommade anticalvitique, et manière de s'en servir.

1° Pour la toilette ordinaire, c'est-à-dire dans le cas où les cheveux et le cuir chevelu ne présentent aucune altération morbifique, il suffit, tous les soirs, d'oindre légèrement le cuir chevelu, avec gros comme une noisette de ladite pommade ; et, pour éviter d'emmêler les cheveux, on devra soigneusement les écarter avec les doigts. Après l'onction du cuir chevelu, on se couvre la tête pour la nuit ; le matin, on passe doucement le démêloir dans ses cheveux, puis le peigne fin, et l'on termine cette toilette des cheveux, en les lissant avec la brosse ordinaire.

2° *Canitie.* — Dans le cas de canitie ou de blanchiment des cheveux, nous conseillons d'abord de faire avec les doigts une lotion sur le cuir chévelu, en évitant de mouiller les cheveux ; on se servira, pour cette lotion, d'une solution qui sera composée d'une partie de chlorure de sodium, ou sel gris, et de 10 parties d'eau filtrée, tiède. Une heure après, on oindra le cuir chevelu avec de la pommade comme ci-dessus, et on renouvellera cette opération tous les jours.

Comme régime très-salutaire, et comme moyen très-utile, et souverain pour ranimer la circulation vitale du système nerveux dont l'action a tant d'influence sur le système pileux et sur le cuir chevelu, nous recommandons d'avoir recours à la *brosse électro-magnétique*, et, de plus, de se faire, matin et soir, une friction sur le trajet de la colonne vertébrale.

3° *Calvitie* et *alopécie*. — C'est surtout dans le traitement de ce genre d'altérations que les frictions avec la brosse électro-magnétique (1) produisent des effets merveilleux. On y procédera de cette manière : chaque soir, commencer par une lotion sur le cuir chevelu avec la solution salée formulée plus haut ; mais cette fois, au lieu des doigts, on se servira d'un linge fin légèrement imbibé dans la solution ; ensuite exercer, avec la brosse électro-magnétique, une friction sur la partie lotionnée ; faire cette friction d'abord par un va-et-vient doux et modéré, pour l'augmenter graduellement en pression et en vitesse, et par-là obtenir un puissant développement d'électricité. Cette opération doit durer de trois à quatre minutes.

____

(1) Voyez *Nouveau Trésor de la santé*, par le docteur Th. Dumont.

Après cette friction, on prendra la petite quantité de pommade indiquée ci-dessus, et on l'étendra sur le cuir chevelu à l'aide des doigts.

Deux à trois mois de ce régime hygiénique ont suffi pour faire repousser de très-beaux cheveux sur des têtes chauves depuis des années. Service d'autant plus inattendu et estimé, qu'on en avait demandé en vain les faveurs à bon nombre des cos-métiques les plus vantés.

AVIS IMPORTANT.

En publiant la formule de notre *pommade anti-calvitique,* nous ne nous proposions que de donner un gage loyal du bon choix et du grand nombre de matières qui la composent, et de mettre par là tout amateur en état, s'il lui convenait, de préparer lui-même sa provision personnelle. Nous ne nous préoccupions pas des contrefaçons industrielles. Elles ont eu lieu, et, en plusieurs endroits, on offre, sans res-ponsabilité, un amalgame quelconque sous le nom de notre *pommade antcalvitique.* Comme le travail de notre spécifique est très-délicat, qu'il exige beaucoup de soins intelligents, et que les plus précieuses qualités de notre pommade dépendent de ces soins autant que des composés divers qui doivent y entrer, n'accorder sa confiance qu'à la *pommade anticalvi-tique,* garantie véritable par l'étiquette ci-contre, portant le nom et la signature du docteur Th. Du-mont.

PRÉCIS D'HYGIÈNE DENTAIRE

Dans tous les temps et chez presque tous les peuples, la blancheur et la régularité des dents ont été considérées, à juste titre, comme l'un des principaux éléments de la beauté. Les poëtes, dans les portraits qu'ils nous donnent de leurs héroïnes, commencent toujours par nous montrer une double rangée de perles blanches enchâssées dans des gencives d'un beau rose de corail. Est-il, en effet, quelque chose de plus séduisant que le sourire d'une bouche fraîche, ornée de belles dents, exhalant un parfum suave et doux comme l'haleine de l'enfant qui vient de naître ?

Saines, les dents sont l'ornement de la bouche ; elles contribuent à une bonne digestion et à la santé générale ; altérées, elles rendent une personne disgracieuse et sont pour elle une cause de fétidité de l'haleine, de douleurs souvent très-vives et même de graves maladies.

Profondément affligé de l'espèce d'oubli et d'abandon dans lequel la science a laissé jusqu'ici des organes aussi importants, les dents ont été pour nous, l'objet d'une étude sérieuse et approfondie. Nous nous occupons en ce moment à réunir les matériaux que quinze années de pratique et d'observations attentives nous ont permis de recueillir ; nous espérons publier ce travail incessamment, et, nous le disons sans vanité comme sans fausse modestie, nous aurons la conscience d'avoir rempli un devoir et bien servi l'humanité, en appelant l'attention des médecins sur un sujet si digne de leurs études. En attendant, nous venons donner quelques conseils sur la toilette des dents, et indiquer les moyens de conserver ces organes si précieux ; heureux si nous pouvons diminuer par là les cruels accidents de bouche qui font, chaque jour, tant de victimes.

Des principales causes auxquelles il faut attribuer la perte des dents et les maladies de la bouche.

Au commencement du xixe siècle, à peine comptait-on huit ou dix dentistes dans la capitale ; quelques grandes villes en possédaient un ou deux ; les petites villes pas du tout. Nos pères s'en trouvaient-ils plus mal ? Loin de là, car il n'était pas rare alors de voir des vieillards de soixante à soixante-dix ans garder jusqu'à la mort la plus grande partie de leur mâchoire intacte. Aujourd'hui, à quarante ans, un grand nombre de personnes ont la bouche entièrement dégarnie, et n'ont, pour remplacer les dents naturelles, que des râteliers artificiels, qui peuvent quelquefois tromper les yeux, sans jamais tenir lieu de vraies dents, ni mettre à l'abri d'une foule de bien graves inconvénients.

A quoi faut-il attribuer ce résultat tout à l'avantage de nos pères? Le voici : à mesure que l'aisance s'est généralisée, les soins de la toilette se sont en quelque sorte vulgarisés ; un plus grand nombre de personnes ont senti le besoin d'avoir des dents blanches ; alors, et pour répondre à ce besoin, sont venus les dentistes avec leur arsenal de préparations, toutes plus nuisibles les unes que les autres. Car, si, parmi ceux qui s'occupent des soins de la bouche, il est quelques hommes instruits, consciencieux et animés du désir d'être utiles à leurs semblables, le plus grand nombre, malheureusement, manquent de ces qualités essentielles pour rendre de bons services.

Les médecins regardant comme au-dessous d'eux de s'occuper des dents, les soins de la bouche ont été abandonnés au premier venu et sont échus en grande partie aux charlatans, aux spéculateurs, aux fabricants de râteliers, qui, pour se faire de l'ouvrage, se sont mis à arracher, à tort et à travers, les dents mauvaises et même les bonnes. L'excellent précepte de Cœlius Aurelianus : « *Arracher n'est pas guérir, c'est détruire,* » est lettre close pour eux. Puis, leurs poudres et leurs élixirs aidant, ces industriels sont parvenus à détruire tout ce que l'acier avait épargné, à faire ainsi place nette à leurs râteliers, et à pratiquer à l'aise leur art homicide. Comment aurait-il pu en être autrement? Aujourd'hui le public ne demande au dentiste qu'un bel appartement ; de diplôme et d'études premières, cet artiste n'en a que faire, et même, s'il est quelque peu étranger, Allemand, Polonais, Anglais, ou Américain, il n'inspire que plus de confiance.

Bien plus, tout le monde s'en mêle, hommes et femmes détruisent les dents, à qui mieux mieux. Dans la campagne, un grand nombre de couteliers, de perruquiers et de maréchaux ferrants arrachent les dents ; à Paris, nous voyons, dans de somptueux appartements, des dentistes des deux sexes qui ont appris leur état en servant comme bonnes ou domestiques chez d'autres dentistes *ejusdem farinæ;* qu'attendre de bon de pareils ouvriers ?

Rien ne les arrête dans leur zèle désorganisateur. Après l'action du fer, ils abuseront de celles des préparations chimiques qu'ils composent à leur fantaisie, et toujours avec les substances les plus dangereuses et les plus violentes.

Ces préparations ont pour effet immédiat de détruire l'émail des dents, de les déchausser, en décollant les gencives ; d'agir comme astringents sur la muqueuse de la bouche et sur les glandes salivaires, de les indurer et d'amener par suite l'absence de la salive, si nécessaire à la digestion.

Nous avons analysé les préparations dentifrices les plus employées, et nous les avons trouvées composées : les *poudres,* d'os de sèche pulvérisée, de pierre ponce, de crème de tartre, d'alun, de chaux et d'autres substances corrosives ; les *élixirs,* d'esprit-de-vin et de substances astringentes aromatiques, d'acide acétique et quelques-uns d'acide chlorhydrique et même d'acide sulfurique, etc.

Toutes ces substances, on le comprend sans peine, détruisent l'émail, déchaussent les dents, mettent à nu l'alvéole et amènent fatalement la carie et la perte de la mâchoire.

N'oublions pas non plus de signaler les douleurs insupportables, les insomnies, les accidents de l'estomac et du tube digestif; les névralgies, les gastrites, etc, auxquelles sont condamnés les malheureux qui, pour avoir des dents blanches, ont eu l'idée fatale d'user de ces préparations meurtrières.

Frappé de ces calamités si affligeantes, nous avons voulu y remédier, et, dans ce dessein, nous avons demandé à la physiologie dentaire, à l'hygiène et à la chimie, les éléments d'une poudre qui, sous tous les rapports, satisferait aux plus délicates exigences de la toilette de la bouche, sans danger d'aucune sorte. Nos sollicitudes ont été couronnées du plus heureux succès. Rien ne manque à notre longue pratique pour en faire les meilleures preuves.

Voici, du reste, la formule de notre poudre dentifrice, n'ayant nul sujet de faire un mystère de ce qui doit être très-utile à tout le monde :

POUDRE DENTIFRICE

Prenez: Cendre de bois de santal blanc.	1	partie.
— Cendre de peuplier blanc.	2	—

- Cendre de racine de saponaire
  d'Égypte. . . . . . 1 —
- Cendre de bois de sassafras. . 1 —
- Cendre de bois de gaïac. . 2 —
- Poudre de racine d'iris de fl. no 1. 20 —
- Carbonate de magnésie. . 20 —
- Poudre de cochenille grise. 1 —
- Saccharolé de menthe anglaise. 2 —

Mêlez et porphyrisez, passez au tamis de soie. Cette poudre blanchit admirablement les dents, les nettoie parfaitement sans attaquer l'émail, et, au lieu de les rayer et de les rendre rugueuses, elle les recouvre d'un espèce de vernis ou émail nouveau q les préserve de toute altération.

Pour en faire usage, il suffit de prendre une brosse à dents très-douce, de l'humecter avec un peu d'eau fraîche et d'y mettre une pincée de la poudre, et de frotter, pendant quelques instants, les dents et le gencives, puis de se rincer la bouche avec de l'eaus simple, ou mieux, additionnée de quelques gouttes de l'extrait hygiénique dont voici la formule :

EXTRAIT HYGIÉNIQUE POUR LA TOILETTE DE
LA BOUCHE.

Prenez : Alcool de Montpellier à 26 degrés. 500 grammes.
- Essence de menthe anglaise. 4 —
- Essence de canelle fine. 1 —
- Essence de girofle fine. 1 —
- Teinture d'ambre. 4 —
- Teinture de cochenille. 1 —

Mêlez et agitez une ou deux fois par jour, pendant six jours, filtrez ensuite et conservez dans un flacon bouché. Quelques gouttes de cet extrait dans un peu d'eau pour rincer la bouche, soit le matin, après la toilette, soit après le repas ou après avoir fumé, enlèvent instantanément toute mauvaise odeur et donnent à l'haleine un parfum doux des plus agréables.

Nous tenons un échantillon de la poudre denti-frice à la disposition de toute personne qui voudrait en faire l'essai. Moyennant deux francs la boîte, en timbres-poste, on la recevra franco.

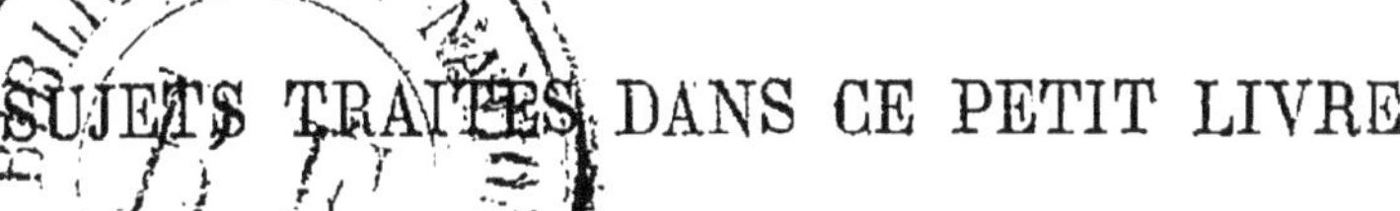

SUJETS TRAITÉS DANS CE PETIT LIVRE

—

———

PRÉCIS D'HYGIÈNE DENTAIRE.